长沙方歌括

清·陈修园 著 谢 宇 主编

山西科学技术出版社
·太原·

图书在版编目（CIP）数据

中华经典中医歌诀彩图版．长沙方歌括／谢宇主编
．-- 太原：山西科学技术出版社，2024.1
ISBN 978-7-5377-6256-4

Ⅰ．①中… Ⅱ．①谢… Ⅲ．①《伤寒论》－方歌
Ⅳ．① R289.4

中国国家版本馆 CIP 数据核字（2023）第 225200 号

中华经典中医歌诀彩图版——长沙方歌括
ZHONGHUAJINGDIANZHONGYIGEJUECAITUBAN　CHANGSHAFANGGEKUO

出 版 人	阎文凯	
主　　编	谢　宇	
策 划 人	谢　宇	
责 任 编 辑	翟　昕	
封 面 设 计	袁　野	

出 版 发 行	山西出版传媒集团·山西科学技术出版社	
	地址：太原市建设南路 21 号　　邮编：　030012	
编辑部电话	0351-4922078	
发行部电话	0351-4922121	
经　　销	各地新华书店	
印　　刷	三河市嵩川印刷有限公司	

开　　本	690mm×970mm　　1/16	
印　　张	8	
字　　数	89 千字	
版　　次	2024 年 1 月第 1 版	
印　　次	2024 年 1 月三河第 1 次印刷	
书　　号	ISBN 978-7-5377-6256-4	
定　　价	58.00 元	

编委会名单

主　　编 谢　宇
副 主 编 江正龙　李海霞　段艳梅　宁迪敏　王鹏飞
编　　委（按姓氏笔画顺序排序）

马　楠　马晓丹　王　喆　王　庆　王　俊
王丽梅　王郁松　王梅红　卢　军　叶　红
齐　菲　孙　宇　李　惠　李建军　李俊勇
李海霞　杨冬华　肖　卫　余海文　邹智峰
张　坤　陈朝霞　周　芳　郑小玲　赵卓君
赵梅红　段艳芳　段琪帅　耿赫兵　莫　愚
徐丽梅　高楠楠　黄　红　董　萍　蒋红涛
谢　言　戴　军　戴　峰　鞠玲霞　魏献波
图片摄影 谢　宇　周重建　裴　华　邬坤乾

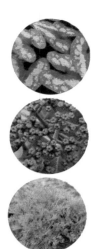

卷一

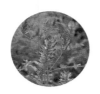

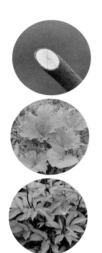

卷四

卷五

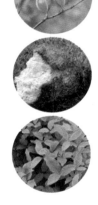

卷六

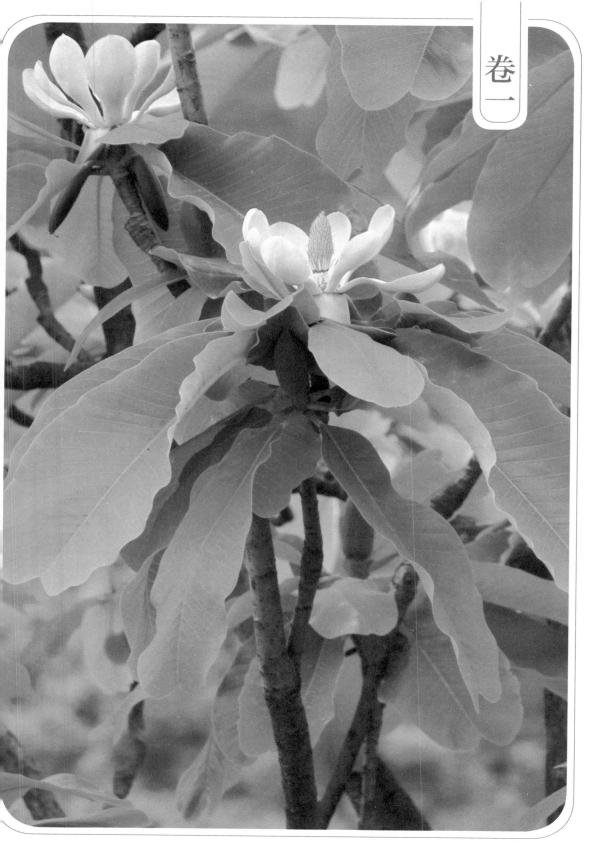

· 桂枝汤

【歌括】

项强头痛汗憎风，桂芍生姜三两同。

枣十二枚甘二两，解肌还藉粥之功。

【用量用法】

桂枝（三两，去皮）　芍药（三两）　甘草（二两，炙）　生姜（三两，切）　大枣（十二枚，擘）

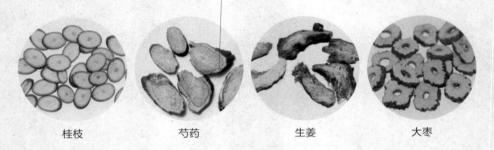

桂枝　　　　芍药　　　　生姜　　　　大枣

上（原作"右"，现改，下同）五味，哎咀三味，以水七升，微火煮取三升，去滓，适寒温，服一升。

· 桂枝加葛根汤

【歌括】

葛根四两走经输，项背几几反汗濡。

只取桂枝汤一料，加来此味妙相须。

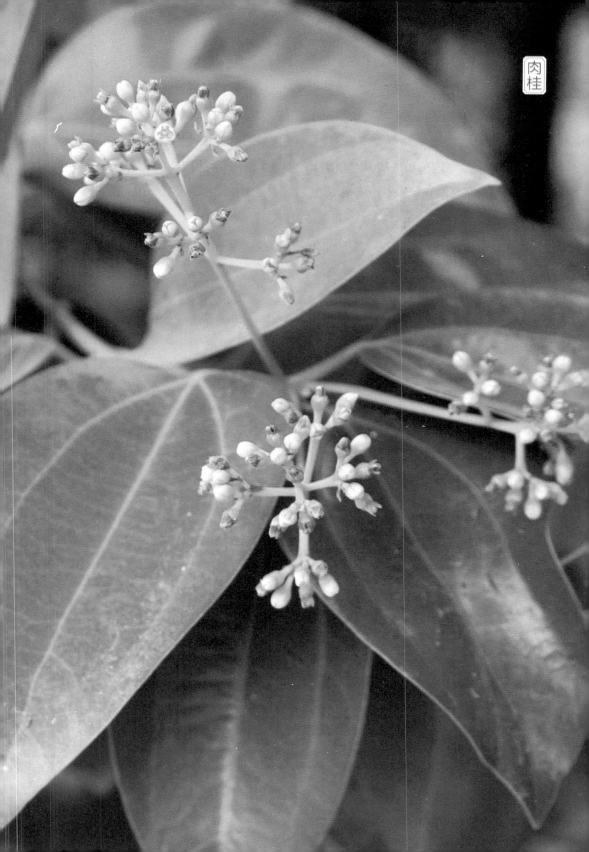
肉桂

葛根（四两）　麻黄（三两，去节）　芍药（三两）　生姜（三两，切）　甘草（二两，炙）　大枣（十二枚，擘）　桂枝（三两，去皮）

上七味，以水一斗，先煮麻黄、葛根，减二升，去上沫，纳诸药，煮取三升，去滓。温服一升，覆取微似汗，不须啜粥，余如桂枝法将息及禁忌。

（宋版《伤寒论》中原有麻黄三两，按语中已注明此当为传抄之误。）

• 桂枝加附子汤

【歌括】

汗因过发漏漫漫，肢急常愁伸屈难。

尚有尿难风又恶，桂枝加附一枚安。

【用量用法】

桂枝（三两，去皮）　芍药（三两）　甘草（三两，炙）　生姜（三两，切）　大枣（十二枚，擘）　附子（一枚，炮，去皮，破八片）

上六味，以水七升，煮取三升，去滓，温服一升。本云：桂枝汤，今加附子，将息如前法。

• 桂枝去芍药汤、桂枝去芍药加附子汤

【歌括】

桂枝去芍义何居？胸满阴弥要急除。

若见恶寒阳不振，更加附子一枚具。

【用量用法】

桂枝去芍药汤方

桂枝（三两，去皮）　甘草（二两，炙）　生姜（三两，切）　大枣

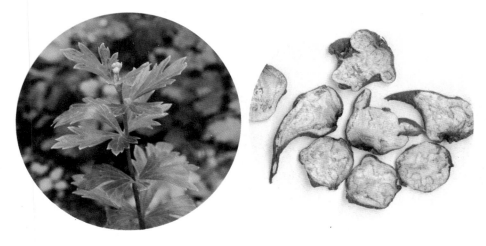

乌头 　　　　　　　　　　　　　附子

（十二枚，擘）

上四味，以水七升，煮取三升，去滓，温服一升。本云：桂枝汤，今去芍药，将息如前法。

桂枝去芍药加附子汤方

桂枝（三两，去皮）　甘草（二两，炙）　生姜（三两，切）　大枣（十二枚，擘）　附子（一枚，炮，去皮，破八片）

上五味，以水七升，煮取三升，去滓，温服一升。本云：桂枝汤，今去芍药加附子，将息如前法。

· 桂枝麻黄各半汤

【歌括】

桂枝一两十六铢，甘芍姜麻一两符。

杏甘四枚枣四粒，面呈热色痒均驱。

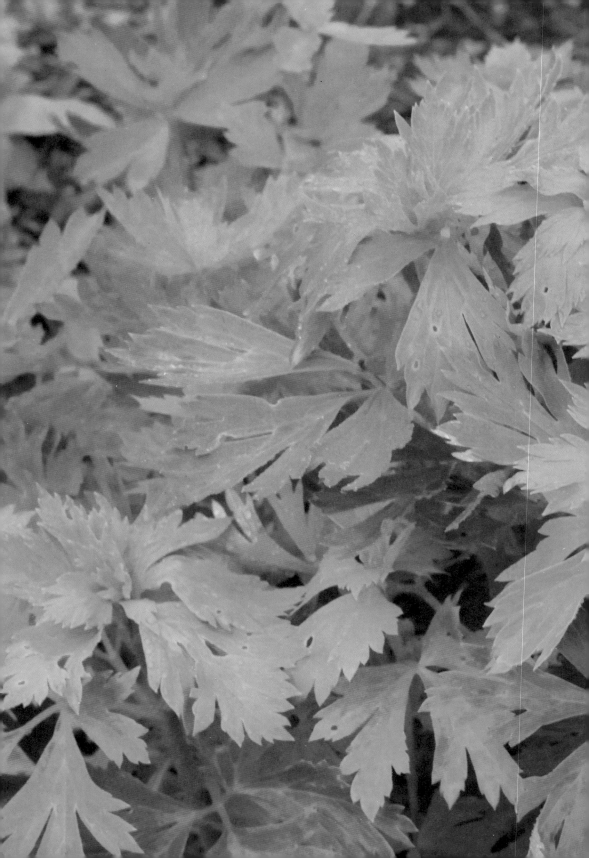

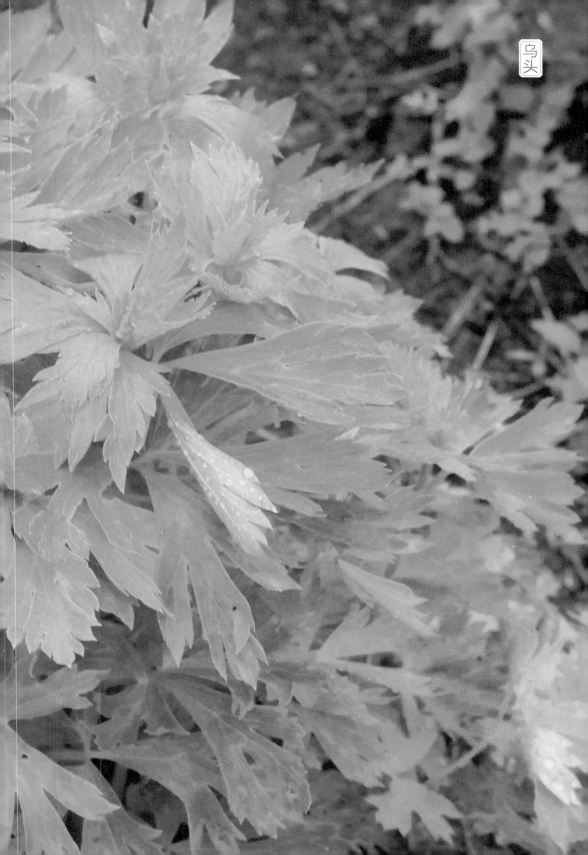

乌头

【用量用法】

桂枝（一两十六铢，去皮）　芍药　生姜（切）　甘草（炙）麻黄（去节）各一两　大枣（四枚，擘）　杏仁（二十四枚，汤浸，去皮、尖及两仁者）

上七味，以水五升，先煮麻黄一二沸，去上沫，纳诸药，煮取一升八合，去滓，温服六合。本云：桂枝汤三合、麻黄汤三合，并为六合，顿服。将息如上法。

• 桂枝二麻黄一汤

【歌括】

一两六铢芍与姜，麻铢十六杏同行。

桂枝一两铢十七，草两二铢五枣匡。

【用量用法】

桂枝（一两十七铢，去皮）　芍药（一两六铢）　麻黄（十六铢，去节）　生姜（一两六铢，切）　杏仁（十六个，去皮、尖）　甘草（一两二铢，炙）　大枣（五枚，擘）

上七味，以水五升，先煮麻黄一二沸，去上沫，纳诸药，煮取二升，去滓，温服一升，日再服。本云：桂枝汤二分、麻黄汤一分，合为二升，分再服。今合为一方。将息如前法。

• 白虎加人参汤

【歌括】

服桂渴烦大汗倾，液亡肌腠涸阳明。

膏斤知六参三两，二草六粳米熟成。

知母（六两）　石膏（一斤，碎，绵裹）　甘草（二两，炙）　粳米（六合）　人参（三两）

上五味，以水一斗，煮米熟汤成，去滓，温服一升，日三服。

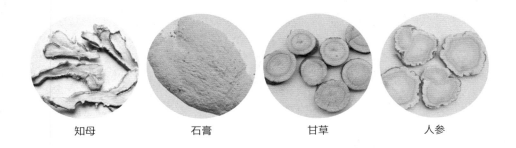

知母　　　　　石膏　　　　　甘草　　　　　人参

桂枝二越婢一汤

【歌括】

桂芍麻甘十八铢，生姜一两二铢具。

膏铢廿四四枚枣，要识无阳旨各殊。

【用量用法】

桂枝（去皮）　芍药　麻黄　甘草（炙）各十八铢　大枣（四枚，擘）　生姜（一两二铢，切）　石膏（二十四铢，碎，绵裹）

上七味，以水五升，煮麻黄一二沸，去上沫，纳诸药，煮取二升，去滓，温服一升。本云：当裁为越婢汤、桂枝汤合之，饮一升。今合为一方，桂枝汤二分、越婢汤一分。

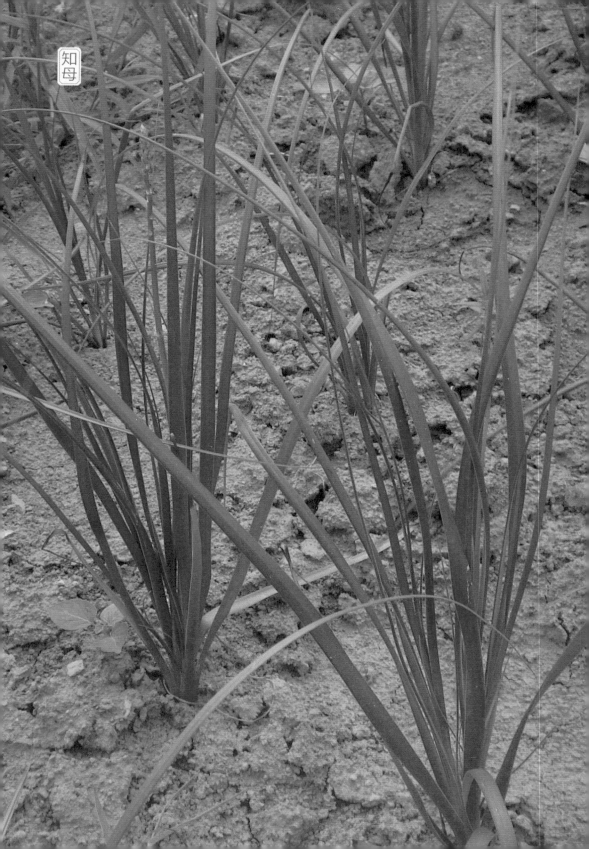
知母

• 桂枝去桂加茯苓白术汤

【歌括】

术芍苓姜三两均，枣须十二效堪珍。

炙甘二两中输化，水利邪除立法新。

【用量用法】

芍药（三两）　甘草（二两，炙）　生姜（三两，切）　茯苓　白术各三两　大枣（十二枚，擘）

上六味，以水八升，煮取三升，去滓，温服一升。小便利则愈。本云：桂枝汤，今去桂枝加茯苓、白术。

• 甘草干姜汤

【歌括】

心烦脚急理须明，攻表误行厥便成。

二两炮姜甘草四，热因寒用奏功宏。

【用量用法】

甘草（四两，炙）　干姜（二两，炮）

上二味，以水三升，煮取一升五合，去滓，分温再服。

• 芍药甘草汤

【歌括】

芍甘四两各相均，两脚拘挛病在筋。

阳旦误投热气烁，苦甘相济实时伸。

【用量用法】

芍药　甘草（炙）各四两

上二味，以水三升，煮取一升五合，去滓，分温再服。

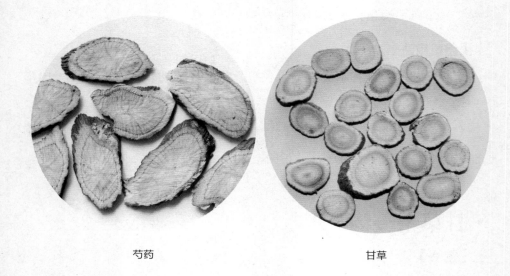

芍药　　　　　　　　　　甘草

· 调胃承气汤

【歌括】

调和胃气炙甘功，硝用半升地道通。

草二大黄四两足，法中之法妙无穷。

【用量用法】

大黄（四两，去皮，酒洗）　甘草（二两，炙）　芒硝（半升）

上三味，以水三升，煮取一升，去滓，纳芒硝，更上火微煮令沸。少
少温服之。

• 四逆汤

【歌括】

生附一枚两半姜，草须二两少阴方。

建功姜附如良将，将将从容借草匡。

【用量用法】

甘草（二两，炙）　干姜（一两半）　附子（一枚，生用，去皮，破八片）

上三味，以水三升，煮取一升二合，去滓，分温再服。强人可大附子一枚、干姜三两。

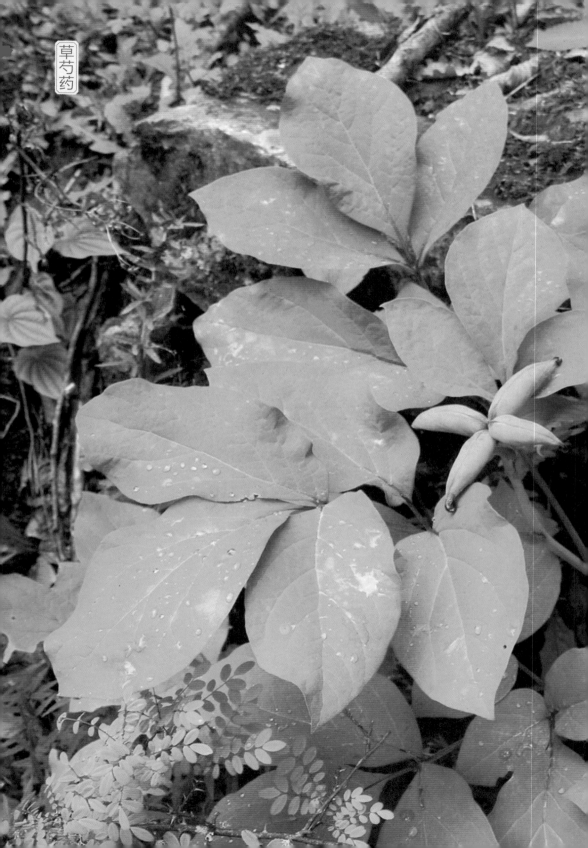

草芍药

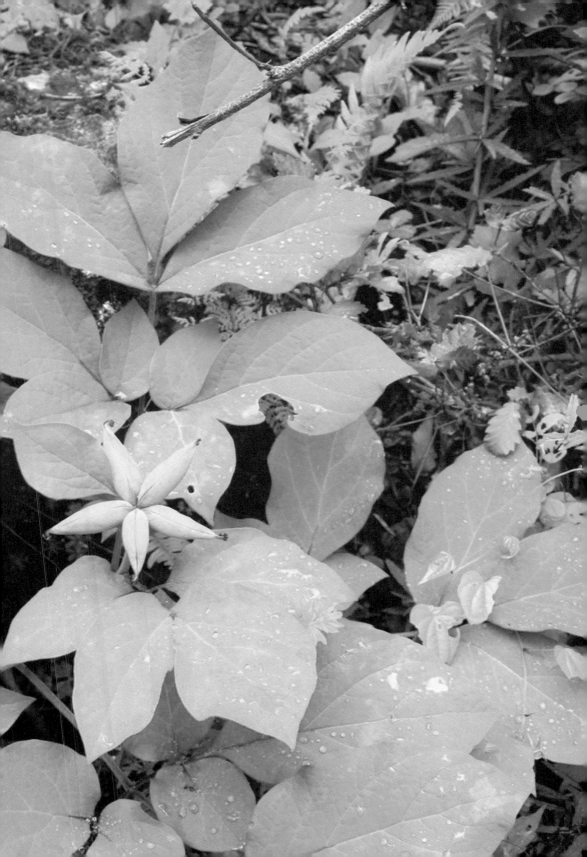

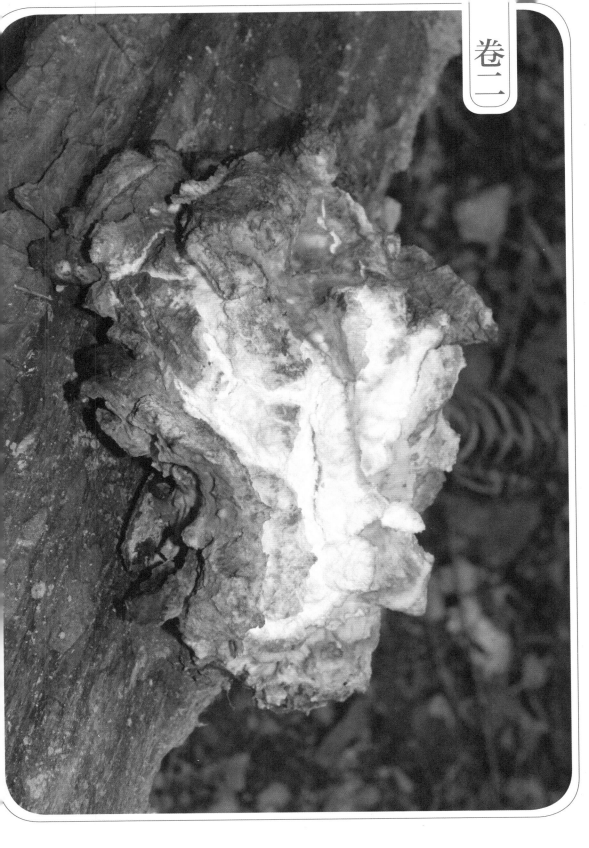

• 葛根汤

【歌括】

四两葛根三两麻，枣枚十二效堪嘉。

桂甘芍二姜三两，无汗憎风下利夸。

【用量用法】

葛根（四两）　麻黄（三两，去节）　桂枝（二两，去皮）　生姜（三两，切）　甘草（二两，炙）　芍药（二两）　大枣（十二枚，擘）

上七味，以水一斗，先煮麻黄、葛根，减二升，去白沫，纳诸药，煮取三升，去滓，温服一升，覆取微似汗，余如桂枝法将息及禁忌。诸汤皆仿此。

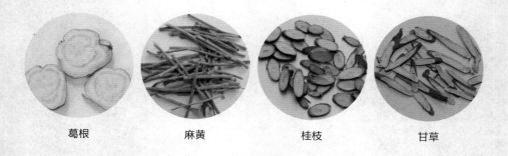

葛根　　　　　麻黄　　　　　桂枝　　　　　甘草

• 葛根加半夏汤

【歌括】

二阳下利葛根夸，不利旋看呕逆嗟。

须取原方照分两，半夏半升洗来加。

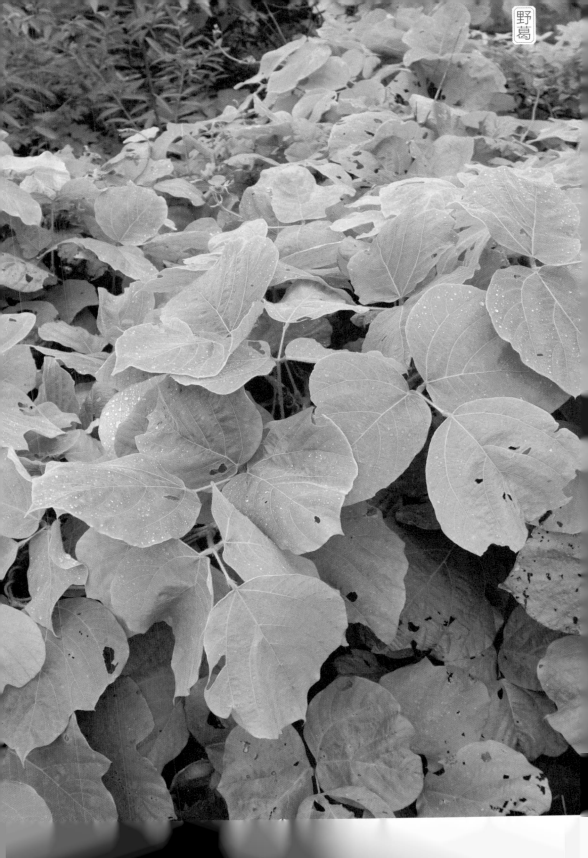

野葛

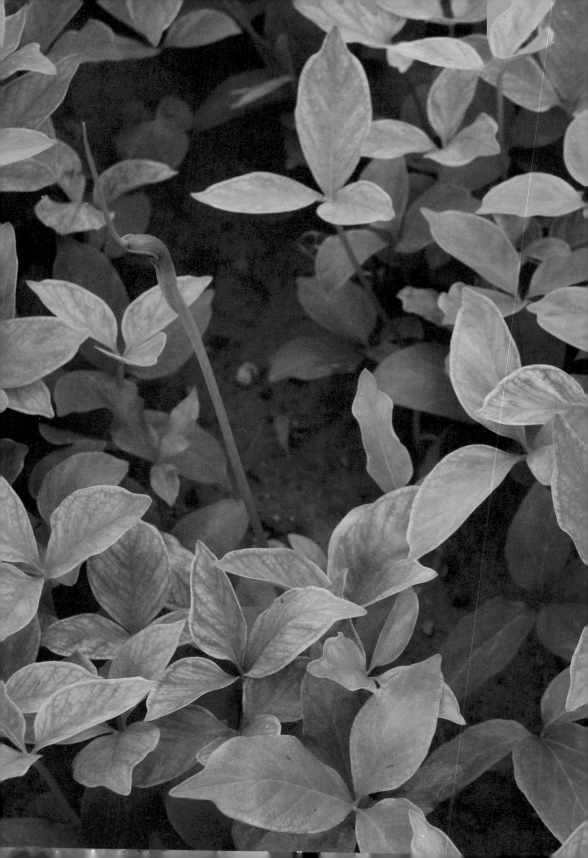

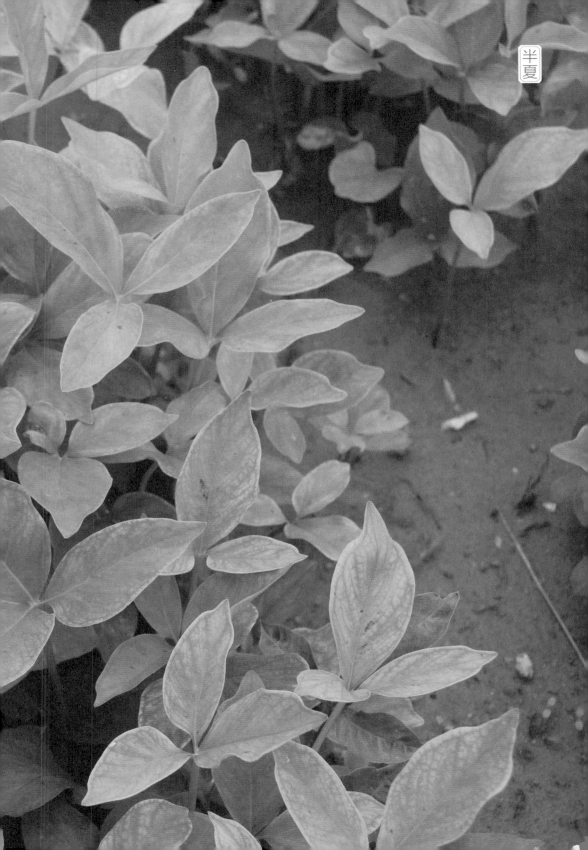

半夏

葛根（四两）　麻黄（三两，去节）　甘草（二两，炙）　芍药（二两）　桂枝（二两，去皮）　生姜（三两，切）　半夏（半升，洗）　大枣（十二枚，擘）

上八味，以水一斗，先煮葛根、麻黄，减二升，去白沫，纳诸药，煮取三升，去滓，温服一升。覆取微似汗。

· 葛根黄芩黄连汤

【歌括】

二两连芩二两甘，葛根八两论中谈。

喘而汗出脉兼促，误下风邪利不堪。

【用量用法】

葛根（半斤）　甘草（二两，炙）　黄芩（三两）　黄连（三两）

上四味，以水八升，先煮葛根，减二升，纳诸药，煮取二升，去滓，分温再服。

· 麻黄汤

【歌括】

七十杏仁三两麻，一甘二桂效堪夸。

喘而无汗头身痛，温覆休教粥到牙。

【用量用法】

麻黄（三两，去节）　桂枝（二两，去皮）　甘草（一两，炙）　杏仁（七十个，去皮、尖）

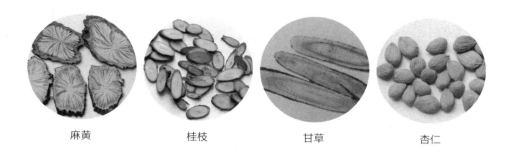

麻黄　　　　　桂枝　　　　　甘草　　　　　杏仁

上四味，以水九升，先煮麻黄，减二升，去上沫，纳诸药，煮取二升半，去滓，温服八合，覆取微汗，不须啜粥。余如桂枝法将息。

· 大青龙汤

【歌括】

二两桂甘三两姜，膏如鸡子六麻黄。

枣枚十二五十杏，无汗烦而且躁方。

【用量用法】

麻黄（六两，去节）　桂枝（二两，去皮）　甘草（二两，炙）　杏仁（五十枚，去皮、尖）　生姜（三两，切）　大枣（十二枚，擘）　石膏（如鸡子大，碎）

上七味，以水九升，先煮麻黄，减二升，去上沫，纳诸药，煮取三升，去滓，温服一升，取微似汗。汗出多者，温粉扑之。一服汗者，停后服。若复服，汗多亡阳遂虚，恶风烦躁，不得眠也。

· 小青龙汤

【歌括】

桂麻姜芍草辛三，夏味半升记要谙。

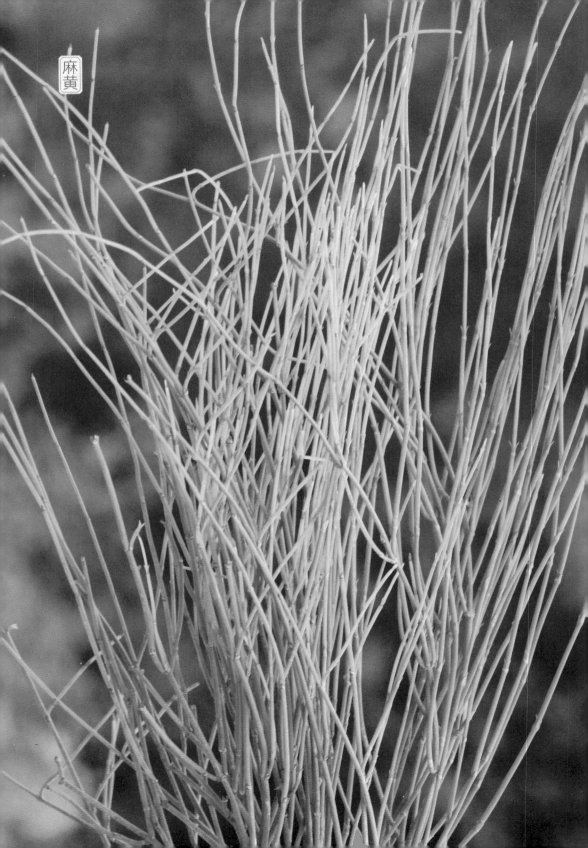

麻黄

表不解兮心下水，咳而发热句中探。

【用量用法】

麻黄（去节）　芍药　细辛　干姜　甘草（炙）　桂枝（去皮）各三两　五味子（半升）　半夏（半升，洗）

上八味，以水一斗，先煮麻黄，减二升，去上沫，纳诸药，煮取三升，去滓，温服一升。若渴，去半夏，加瓜蒌根三两；若微利，去麻黄，加荛花，如一鸡子，熬令赤色；若噎者，去麻黄，加附子一枚，炮；若小便不利，少腹满者，去麻黄，加茯苓四两；若喘，去麻黄，加杏仁半升，去皮、尖。且荛花不治利，麻黄主喘，今此语反之，疑非仲景意。

· 桂枝加厚朴杏仁汤

【歌括】

下后喘生及喘家，桂枝汤外更须加。

朴加二两五十杏，此法微茫未有涯。

【用量用法】

桂枝（三两，去皮）　甘草（二两，炙）　生姜（三两，切）　芍药（三两）　大枣（十二枚，擘）　厚朴（二两，炙，去皮）　杏仁（五十枚，去皮、尖）

上七味，以水七升，微火煮取三升，去滓，温服一升，覆取微似汗。

· 干姜附子汤

【歌括】

生附一枚一两姜，昼间烦躁夜安常。

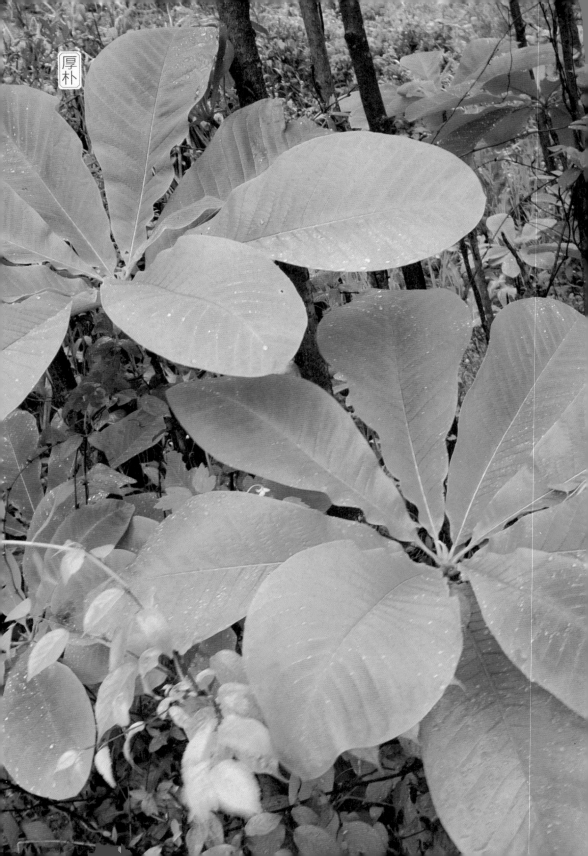

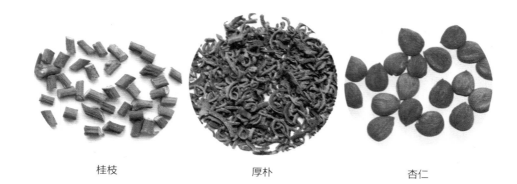

| 桂枝 | 厚朴 | 杏仁 |

脉微无表身无热，幸藉残阳未尽亡。

【用量用法】

干姜（一两）　附子（一枚，生用，去皮，破八片）

上二味，以水三升，煮取一升，去滓，顿服。

· 桂枝加芍药生姜各一两人参三两新加汤

【歌括】

汗后身疼脉反沉，新加方法轶医林。

方中姜芍还增一，三两人参义蕴深。

【用量用法】

桂枝（三两，去皮）　芍药（四两）　甘草（二两，炙）　人参（三两）　大枣（十二枚，擘）　生姜（四两）

上六味，以水一斗二升，微火煮取三升，去滓，温服一升。《本》云：桂枝汤，今加芍药、生姜、人参。

· 麻黄杏仁甘草石膏汤

【歌括】

四两麻黄八两膏，二甘五十杏同熬。

须知禁桂为阳盛，喘汗全凭热势操。

【用量用法】

麻黄（四两，去节）　杏仁（五十个，去皮、尖）　甘草（二两，炙）

石膏（半斤，碎，绵裹）

上四味，以水七升，煮麻黄，减二升，去上沫，纳诸药，煮取二升，

去滓，温服一升。

· 桂枝甘草汤

【歌括】

桂枝炙草取甘温，四桂二甘药不烦。

叉手冒心虚已极，汗多亡液究根源。

【用量用法】

桂枝（四两，去皮）　甘草（二两，炙）

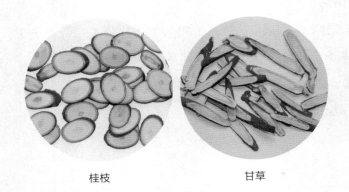

桂枝　　　　　　　　　　甘草

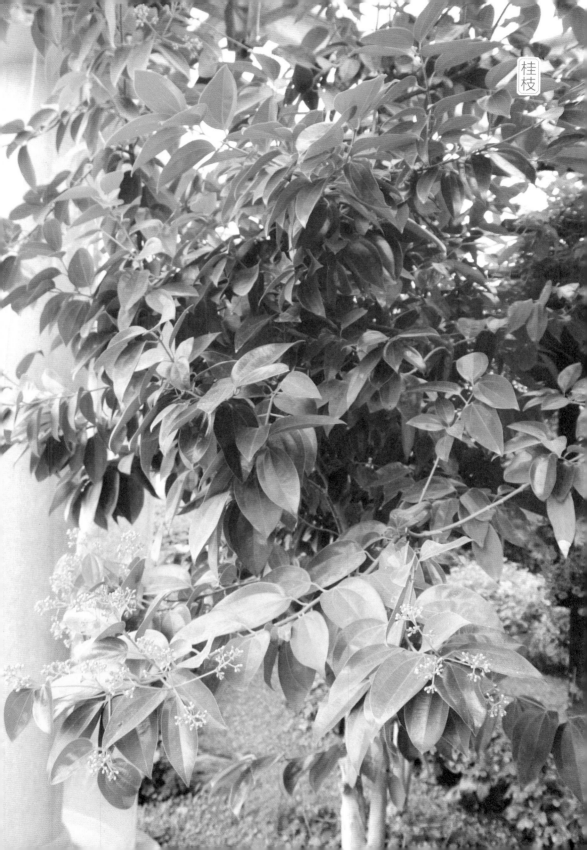
桂枝

上二味，以水三升，煮取一升，去滓，顿服。

• 茯苓桂枝甘草大枣汤

【歌括】

八两茯苓四桂枝，炙甘四两悸堪治。

枣推十五扶中土，煮取甘澜两度施。

【用量用法】

茯苓（半斤）　桂枝（四两，去皮）　甘草（四两，炙）　大枣（十五枚，擘）

上四味，以甘澜水一斗，先煮茯苓，减二升，纳诸药，煮取三升，去滓，温服一升，日三服。作甘澜水法：取水二斗，置大盆内，以勺扬之，水上有珠子五六千颗相逐，取用之。

• 厚朴生姜甘草半夏人参汤

【歌括】

厚朴半斤姜半斤，一参二草亦须分。

半升夏最除虚满，汗后调和法出群。

【用量用法】

厚朴（半斤，炙，去皮）　生姜（半斤，切）　半夏（半升，洗）　甘草（二两）　人参（一两）

上五味，以水一斗，煮取三升，去滓，温服一升，日三服。

• 茯苓桂枝白术甘草汤

【歌括】

病因吐下气冲胸，起则头眩身振从。

茯四桂三术草二，温中降逆效从容。

【用量用法】

茯苓（四两）　桂枝（三两，去皮）　白术　甘草（炙）各二两

上四味，以水六升，煮取三升，去滓，分温三服。

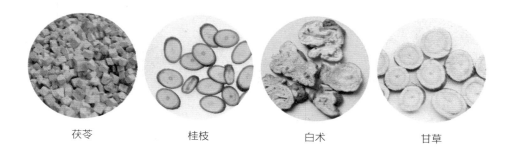

茯苓　　　　桂枝　　　　白术　　　　甘草

• 芍药甘草附子汤

【歌括】

一枚附子胜灵丹，甘芍平行三两看。

汗后恶寒虚故也，经方秘旨孰能攒。

【用量用法】

芍药　甘草（炙）各三两　附子（一枚，炮，去皮，破八片）

上三味，以水五升，煮取一升五合，去滓，分温三服。

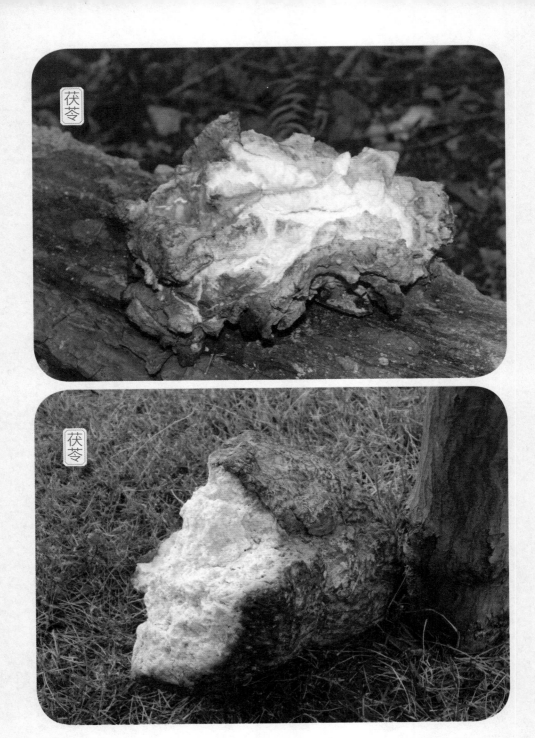

• 茯苓四逆汤

生附一枚两半姜，二甘六茯一参当。

汗伤心液下伤肾，肾躁心烦得媾昌。

【用量用法】

茯苓（四两）　人参（一两）　附子（一枚，生用，去皮，破八片）　甘草（二两，炙）　干姜（一两半）

上五味，以水五升，煮取三升，去滓，温服七合，日二服。

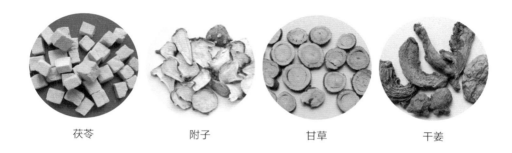

茯苓　　　　　　附子　　　　　　甘草　　　　　　干姜

• 五苓散

【歌括】

猪术茯苓十八铢，泽宜一两六铢符。

桂枝半两磨调服，暖水频吞汗出苏。

【用量用法】

猪苓（十八铢，去皮）　泽泻（一两六铢）　白术（十八铢）　茯苓（十八铢）　桂枝（半两，去皮）

上五味，捣为散，以白饮和服方寸匕，日三服。多饮暖水，汗出愈。如法将息。

• 茯苓甘草汤

【歌括】

汗多不渴此方求，又治伤寒厥悸优。

二桂一甘三姜茯，须知水汗共源流。

【用量用法】

茯苓（二两） 桂枝（二两，去皮） 甘草（一两，炙） 生姜（三两，切）

上四味，以水四升，煮取二升，去滓，分温三服。

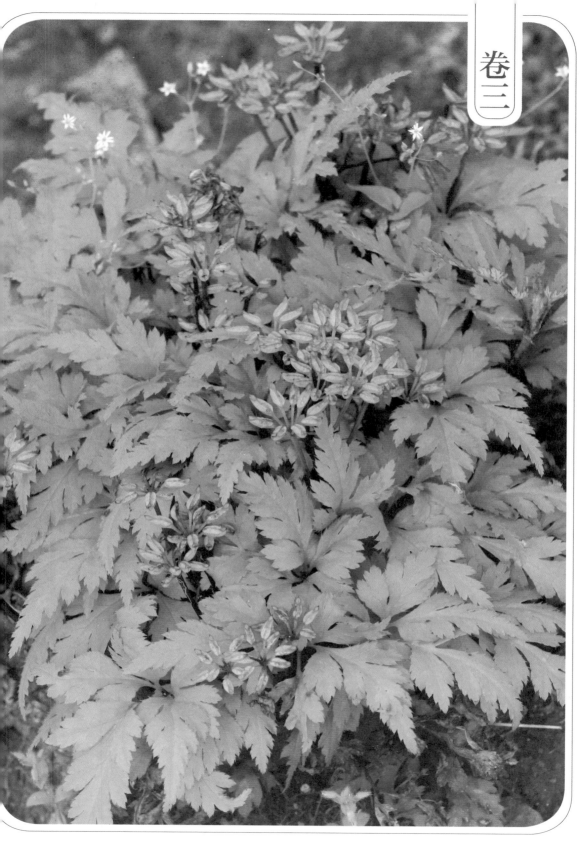

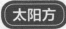

· 栀子豉汤

【歌括】

山栀香豉治何为，烦恼难眠胸窒宜。

十四枚栀四合豉，先栀后豉法煎奇。

【用量用法】

栀子（十四个，擘）　香豉（四合，绵裹）

上二味，以水四升，先煮栀子，得二升半，纳豉，煮取一升半，去滓，分为二服。得吐者，止后服。

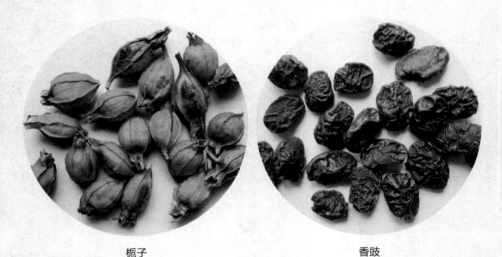

栀子　　　　　　　　　　　　　香豉

· 栀子甘草豉汤、栀子生姜豉汤

【歌括】

栀豉原方效可夸，气羸二两炙甘加。

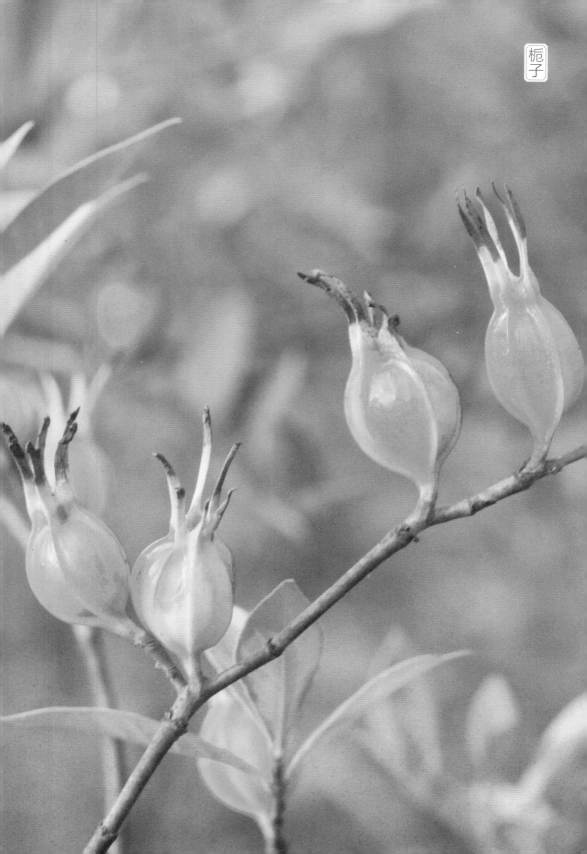

若加五两生姜入，专取生姜治呕家。

【用量用法】

栀子甘草豉汤方

栀子（十四个，擘）　甘草（二两，炙）　香豉（四合，绵裹）

上三味，以水四升，先煮栀子、甘草，取二升半，纳豉，煮取一升半，去滓，分为二服，温进一服。得吐者，止后服。

栀子生姜豉汤方

栀子（十四个，擘）　生姜（五两）　香豉（四合，绵裹）

上三味，以水四升，先煮栀子、生姜，取二升半，纳豉，煮取一升半，去滓，分二服，温进一服。得吐者，止后服。

• 栀子厚朴汤

【歌括】

朴须四两枳四枚，十四山栀亦妙哉。

下后心烦还腹满，止烦泄满效兼该。

【用量用法】

栀子（十四个，擘）　厚朴（四两，炙，去皮）　枳实（四枚，水浸，炙令黄）

上三味，以水三升半，煮取一升半，去滓，分二服，温进一服。得吐者，止后服。

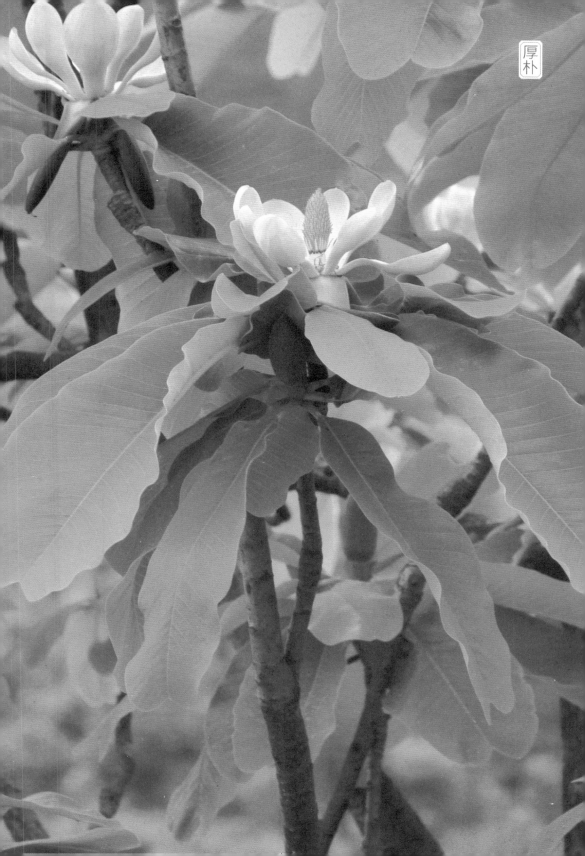

厚朴

· 栀子干姜汤

【歌括】

十四山栀二两姜，以丸误下救偏方。

微烦身热君须记，辛苦相需尽所长。

【用量用法】

栀子（十四个，擘）　干姜（二两）

上二味，以水三升半，煮取一升半，去滓，分二服，温进一服。得吐者，止后服。

· 真武汤

【歌括】

生姜芍茯数皆三，二两白术一附探。

便短咳频兼腹痛，驱寒镇水与君谈。

【加减歌括】

咳加五味要半升，干姜细辛一两具；

小便若利恐耗津，须去茯苓肾始固；

下利去芍加干姜，二两温中能守住；

若呕去附加生姜，足前须到半斤数。

【用量用法】

茯苓（三两）　芍药（三两）　白术（二两）　生姜（三两，切）　附子（一枚，炮，去皮，破八片）

上五味，以水八升，煮取三升，去滓，温服七合，日三服。若咳者，加五味子半升、细辛一两、干姜一两；若小便利者，去茯苓；若下利者，

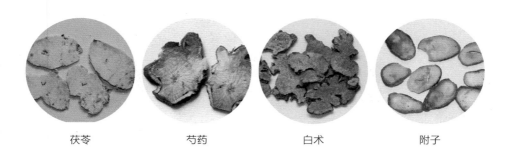

| 茯苓 | 芍药 | 白术 | 附子 |

去芍药，加干姜二两；若呕者，去附子，加生姜，足前为半斤。

• 小柴胡汤

【歌括】

柴胡八两少阳凭，枣十二枚夏半升。

三两姜参芩与草，去渣重煎有奇能。

【加减歌括】

胸烦不呕除夏参，蒌实一枚应加煮，

若渴除夏加人参，合前四两五钱与；

蒌根清热且生津，再加四两功更钜；

腹中痛者除黄芩，芍加三两对君语；

胁下痞硬大枣除，牡蛎四两应生杵；

心下若悸尿不长，除芩加茯四两侣；

外有微热除人参，加桂三两汗休阻；

咳除参枣并生姜，加入干姜二两许；

五味半升法宜加，温肺散寒力莫御。

【用量用法】

柴胡（半斤）　黄芩（三两）　人参（三两）　半夏（半升，洗）　甘

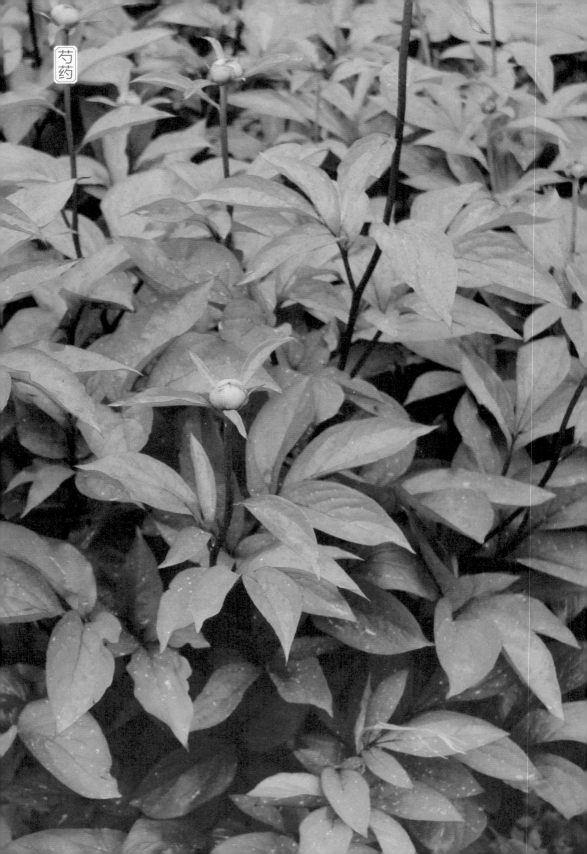
芍药

草（三两，炙）　生姜（三两，切）　大枣（十二枚，擘）

上七味，以水一斗二升，煮取六升，去滓，再煎取三升，温服一升，日三服。若胸中烦而不呕者，去半夏、人参，加瓜蒌实一枚；若渴，去半夏，加人参合前成四两半、瓜蒌根四两；若腹中痛者，去黄芩，加芍药三两；若胁下痞硬，去大枣，加牡蛎四两；若心下悸、小便不利者，去黄芩，加茯苓四两；若不渴，外有微热者，去人参，加桂枝三两，温覆微汗愈；若咳者，去人参、大枣、生姜，加五味子半升、干姜二两。

• 小建中汤

【歌括】

建中即是桂枝汤，倍芍加饴绝妙方。

饴取一升六两芍，悸烦腹痛有奇长。

【用量用法】

桂枝（三两，去皮）　芍药（六两）　生姜（三两，切）　甘草（二两，炙）　大枣（十二枚，擘）　胶饴（一升）

上六味，以水七升，煮取三升，去滓，纳饴，更上微火消解。温服一升，日三服。呕家不可用建中汤，以甜故也。

• 大柴胡汤

【歌括】

八柴四枳五生姜，芩芍三分二大黄。

半夏半升十二枣，少阳实证下之良。

柴胡（半斤）　黄芩（三两）　芍药（三两）　半夏（半升，洗）　生姜（五两，切）　枳实（四枚，炙）　大枣（十二枚，擘）

上七味，以水一斗二升，煮取六升，去滓，再煎，温服一升，日三服。一方加大黄二两。若不加，恐不为大柴胡汤。

· 柴胡加芒硝汤

【歌括】

小柴分两照原方，二两芒硝后入良。

误下热来日晡所，补兼荡涤有奇长。

【用量用法】

柴胡（二两十六铢）　黄芩（一两）　人参（一两）　甘草（一两，炙）　生姜（一两，切）　半夏（二十铢，本云五枚，洗）　大枣（四枚，擘）　芒硝（二两）

上八味，以水四升，煮取二升，去滓，纳芒硝，更煮微沸，分温再服，不解更作。

· 桃仁承气汤

【歌括】

五十桃仁四两黄，桂硝二两草同行。

膀胱热结如狂证，外解方攻用此汤。

【用量用法】

桃仁（五十个，去皮、尖）　大黄（四两）　桂枝（二两，去皮）　甘草（二两，炙）　芒硝（二两）

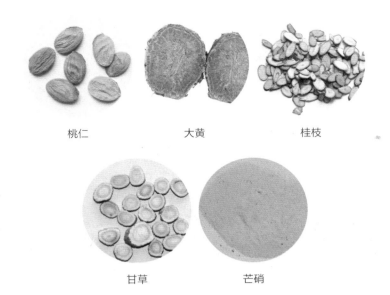

桃仁　　　　　　　大黄　　　　　　　桂枝

甘草　　　　　　　芒硝

上五味，以水七升，煮取二升半，去滓，纳芒硝，更上火，微沸下火，先食温服五合，日三服，当微利。

• 柴胡加龙骨牡蛎汤

【歌括】

参苓龙牡桂丹铅，苓夏柴黄姜枣全。

枣六余皆一两半，大黄二两后同煎。

【用量用法】

柴胡（四两）　龙骨　黄芩　生姜（切）　铅丹　人参　桂枝（去皮）　茯苓各一两半　半夏（二合半，洗）　大黄（二两）　牡蛎（一两半，熬）　大枣（六枚，擘）

上十二味，以水八升，煮取四升，纳大黄，切如棋子，更煮一两沸，去滓，温服一升。《本》云：柴胡汤，今加龙骨等。

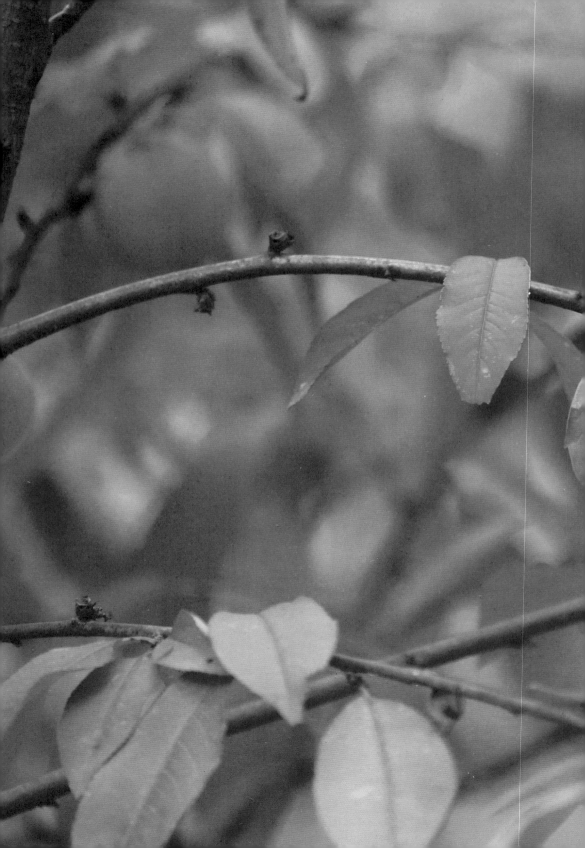

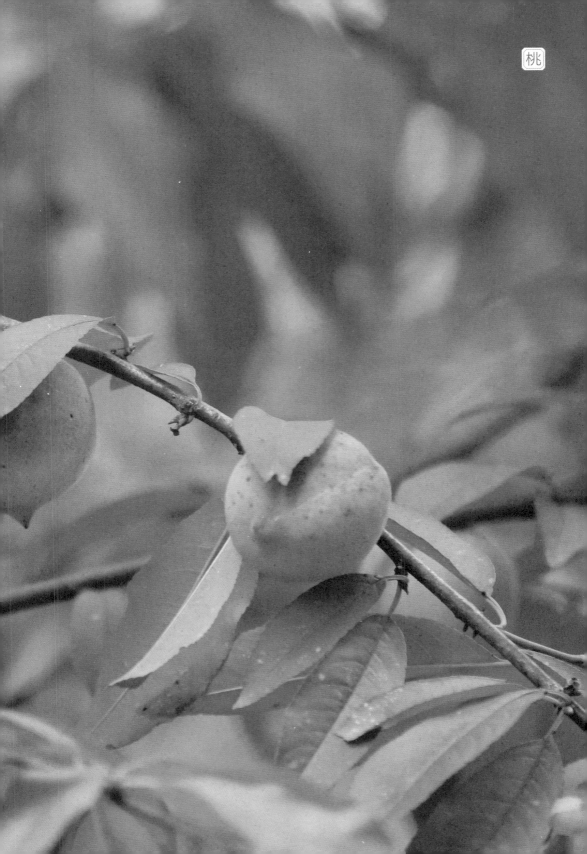
桃

• 桂枝去芍药加蜀漆牡蛎龙骨救逆汤

【歌括】

桂枝去芍已名汤，蜀漆还加龙牡藏。

五牡四龙三两漆，能疗火劫病惊狂。

【用量用法】

桂枝（三两，去皮）　甘草（二两，炙）　生姜（三两，切）　大枣（十二枚，擘）　牡蛎（五两，熬）　蜀漆（三两，洗去腥）　龙骨（四两）

上七味，以水一斗二升，先煮蜀漆，减二升，纳诸药，煮取三升，去滓，温服一升。本云桂枝汤，今去芍药，加蜀漆、牡蛎、龙骨。

• 桂枝加桂汤

【歌括】

气从脐逆号奔豚，汗为烧针启病源。

只取桂枝汤本味，再加二两桂枝论。

【用量用法】

桂枝（五两，去皮）　芍药（三两）　生姜（三两，切）　甘草（二两，炙）　大枣（十二枚，擘）

上五味，以水七升，煮取三升，去滓，温服一升。本云：桂枝汤今加桂满五两。所以加桂者，以能泄奔豚气也。

• 桂枝甘草龙骨牡蛎汤

【歌括】

二甘一桂不雷同，龙牡均行二两通。

火逆下之烦躁起，交通上下取诸中。

【用量用法】

桂枝（一两，去皮）　甘草（二两，炙）　牡蛎（二两，熬）　龙骨（二两）

上四味，以水五升，煮取二升半，去滓，温服八合，日三服。

• 抵当汤

【歌括】

大黄三两抵当汤，里指任冲不指胱。

虻蛭桃仁各三十，攻其血下定其狂。

【用量用法】

水蛭（熬）　虻虫（去翅、足，熬）各三十个　桃仁（三十个，去皮、尖）　大黄（三两，酒洗）

上四味，以水五升，煮取三升，去滓，温服一升，不下，更服。

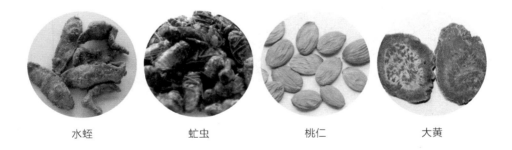

水蛭　　　　　虻虫　　　　　桃仁　　　　　大黄

• 抵当丸

【歌括】

卅五桃仁三两黄，虻虫水蛭廿枚详。

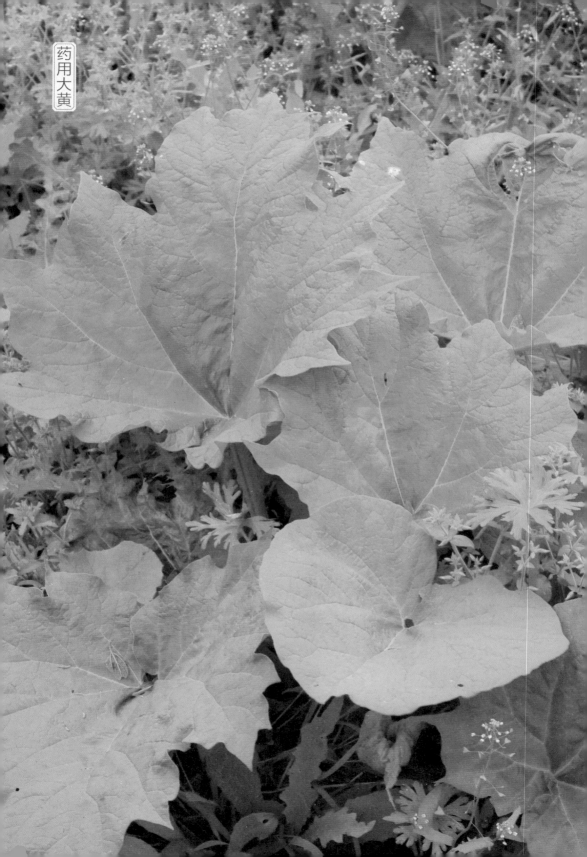

药用大黄

捣丸四个煎宜一，有热尿长腹满尝。

【用量用法】

水蛭（二十个，熬） 虻虫（二十个，去翅、足，熬） 桃仁（三十五个，去皮、尖） 大黄（三两）

上四味，捣分四丸，以水一升煮一丸，取七合服之。晬时当下血，若不下者，更服。

• 大陷胸丸

【歌括】

大陷胸丸法最超，半升葶苈杏硝调。

项强如痉君须记，八两大黄取急消。

【用量用法】

大黄（半斤） 葶苈子（半升，熬） 芒硝（半升） 杏仁（半升，去皮、尖，熬黑）

上四味，捣筛二味，纳杏仁、芒硝，合研如脂，和散，取如弹丸一枚；别捣甘遂末一钱匕，白蜜二合，水二升，煮取一升，温顿服之。一宿乃下，如不下，更服，取下为效。禁如药法。

• 大陷胸汤

【歌括】

一钱甘遂一升硝，六两大黄力颇饶。

日晡热潮腹痛满，胸前结聚此方消。

大黄（六两，去皮）　芒硝（一升）　甘遂（一钱匕）

上三味，以水六升，先煮大黄取二升，去滓，纳芒硝，煮一两沸，纳甘遂末，温服一升。得快利，止后服。

· 小陷胸汤

【歌括】

按而始痛病犹轻，脉络凝邪心下成。

夏取半升连一两，瓜蒌整个要先烹。

【用量用法】

黄连（一两）　半夏（半升，洗）　瓜蒌实（大者一枚）

上三味，以水六升，先煮瓜蒌，取三升，去滓，纳诸药，煮取二升，去滓，分温三服。

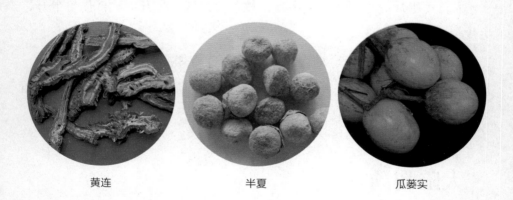

黄连　　　　　　　　半夏　　　　　　　　瓜蒌实

· 文蛤散

【歌括】

水渍原逾汗法门，肉中粟起更增烦。

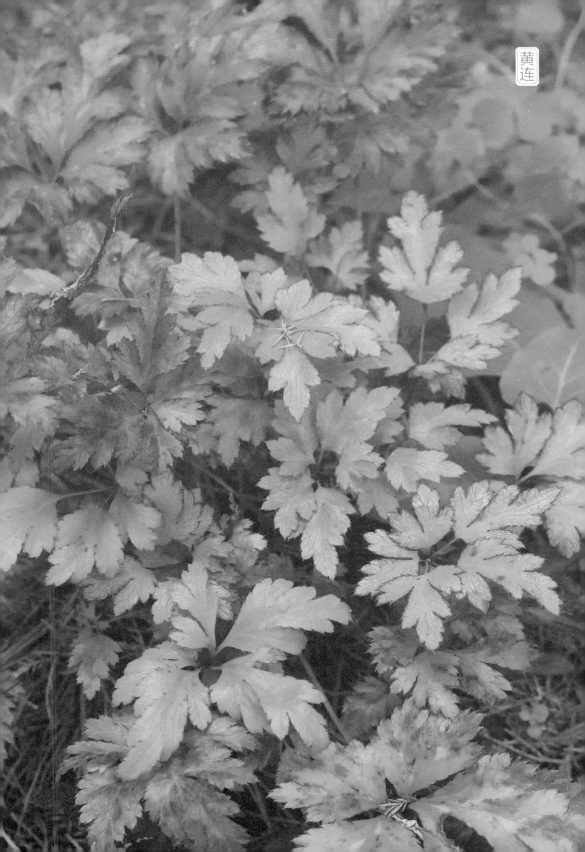
黄连

意中思水还无渴，文蛤磨调药不繁。

文蛤（五两）

上一味为散，以沸汤和一方寸匕服，汤用五合。

· 白散

巴豆熬来研似脂。只须一分守成规。

更加桔贝均三分，寒实结胸细辨医。

桔梗（三分）　巴豆（一分，去皮、心，熬黑，研如脂）　贝母
（三分）

上三味，为散，纳巴豆，更于臼中杵之，以白饮和服。强人半钱匕，
羸者减之。病在膈上必吐，在膈下必利。不利，进热粥一杯；利过不止，
进冷粥一杯。

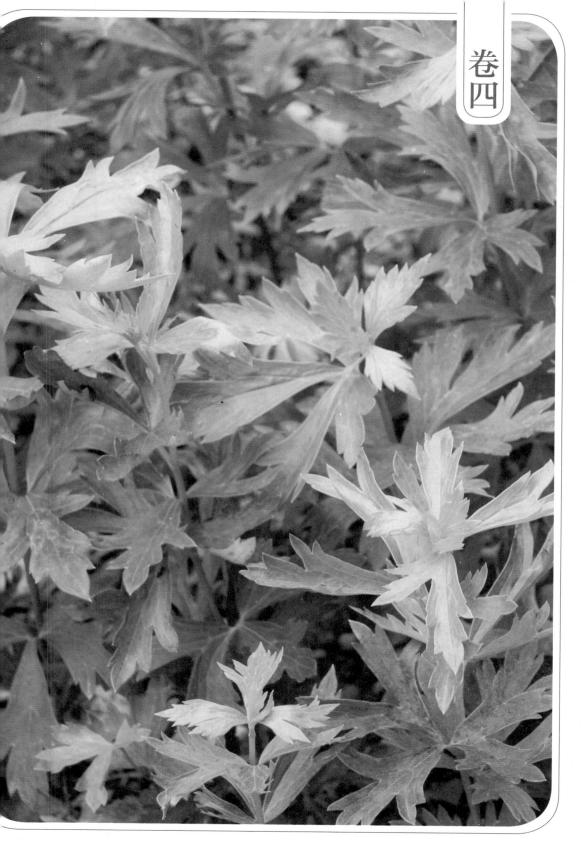

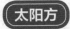

• 柴胡桂枝汤

【歌括】

小柴原方取半煎，桂枝汤入复方全。

阳中太少相因病，偏重柴胡作仔肩。

【用量用法】

桂枝（一两半，去皮）　黄芩（一两半）　人参（一两半）　甘草（一两，炙）　半夏（二合半，洗）　芍药（一两半）　大枣（六枚，擘）　生姜（一两半，切）　柴胡（四两）

上九味，以水七升，煮取三升，去滓，温服一升。

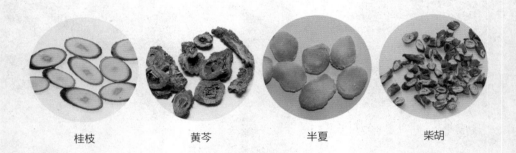

| 桂枝 | 黄芩 | 半夏 | 柴胡 |

• 柴胡桂枝干姜汤

【歌括】

八柴二草蛎干姜，芩桂宜三栝四尝。

不呕渴烦头汗出，少阳枢病要精详。

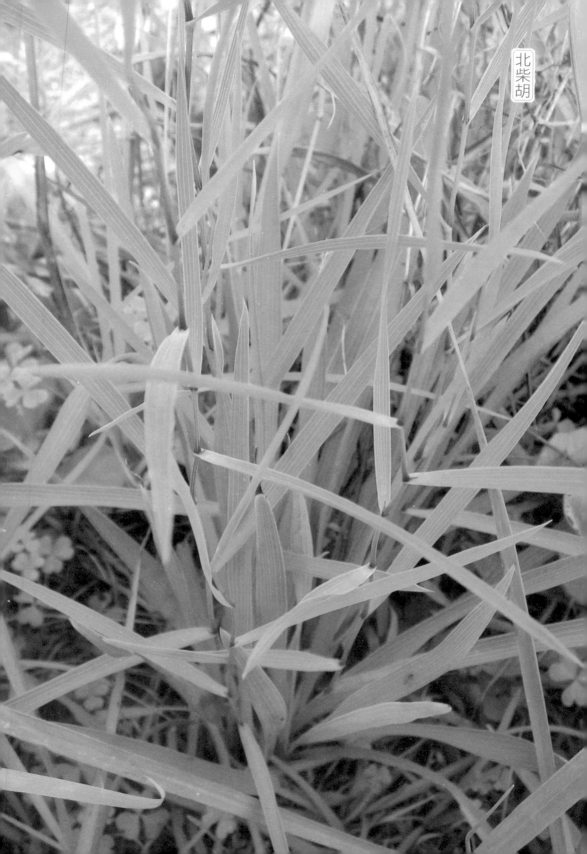
北柴胡

柴胡（半斤）　桂枝（三两，去皮）　干姜（二两）　瓜蒌根（四两）　黄芩（三两）　牡蛎（二两，熬）　甘草（二两，炙）

上七味，以水一斗二升，煮取六升，去滓，再煎取三升，温服一升，日三服，初服微烦，复服汗出便愈。

• 半夏泻心汤

【歌括】

三两姜参炙草芩，一连痞证呕多寻。

半升半夏枣十二，去滓重煎守古箴。

【用量用法】

半夏（半升，洗）　黄芩　干姜　人参　甘草（炙）各三两　黄连（一两）　大枣（十二枚，擘）

上七味，以水一斗，煮取六升，去滓，再煎取三升，温服一升，日三服。

• 十枣汤

【歌括】

大戟芫花甘遂平，妙将十枣煮汤行。

中风表证全除尽，里气未和此法程。

【用量用法】

芫花（熬）　甘遂　大戟

· 大黄黄连泻心汤

【歌括】

痞证分歧辨向趋，关浮心痞按之濡。

大黄二两黄连一，麻沸汤调病缓驱。

【用量用法】

大黄（二两）　黄连（一两）

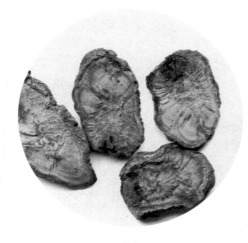

大黄

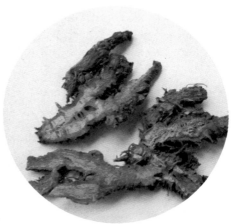

黄连

上二味，以麻沸汤二升，渍之须臾，绞去滓，分温再服。

· 附子泻心汤

【歌括】

一枚附子泻心汤，一两连芩二大黄。

汗出恶寒心下痞，专煎轻渍要参详。

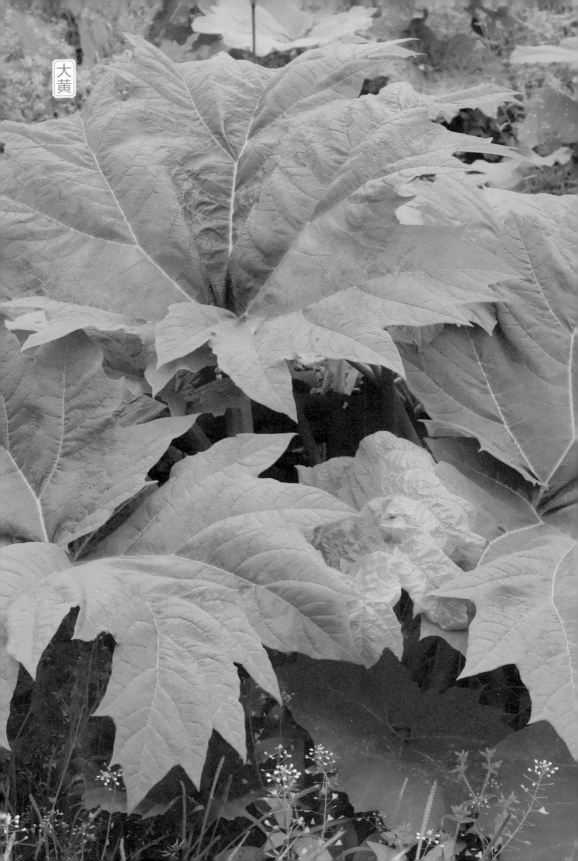

大黄

大黄（二两）　黄连（一两）　黄芩（一两）　附子（一枚，炮，去皮，破，别煮取汁）

上四味，切三味，以麻沸汤二升渍之，须臾，绞去滓，纳附子汁，分温再服。

• 生姜泻心汤

【歌括】

汗余痞证四生姜，芩草人参三两行。

一两干姜枣十二，一连半夏半升量。

【用量用法】

生姜（四两，切）　甘草（三两，炙）　人参（三两）　干姜（一两）　黄芩（三两）　半夏（半升，洗）　黄连（一两）　大枣（十二枚，擘）

上八味，以水一斗，煮取六升，去滓，再煎取三升，温服一升，日三服。附子泻心汤，《本》云：加附子。

• 甘草泻心汤

【歌括】

下余痞作腹雷鸣，甘四姜芩三两平。

一两黄连半升夏，枣枚十二擘同烹。

【用量用法】

甘草（四两，炙）　黄芩（三两）　干姜（三两）　半夏（半升，洗）　大枣（十二枚，擘）　黄连（一两）

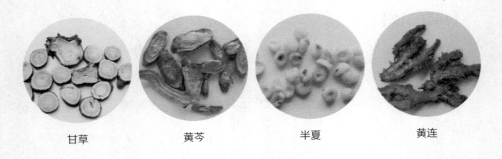

| 甘草 | 黄芩 | 半夏 | 黄连 |

上六味，以水一斗，煮取六升，去滓，再煎取三升，温服一升，日三服。

• 赤石脂禹余粮汤

【歌括】

赤石余粮各一斤，下焦下利此汤欣。

理中不应宜斯法，炉底填来得所闻。

【用量用法】

赤石脂（一斤，碎）　太一禹余粮（一斤，碎）

上二味，以水六升，煮取二升，去滓，分温三服。

• 旋覆代赭汤

【歌括】

五两生姜夏半升，草旋三两噫堪凭。

人参二两赭石一，枣十二枚力始胜。

【用量用法】

旋覆花（三两）　人参（二两）　生姜（五两）　代赭石（一两）　甘草（三两，炙）　半夏（半升，洗）　大枣（十二枚，擘）

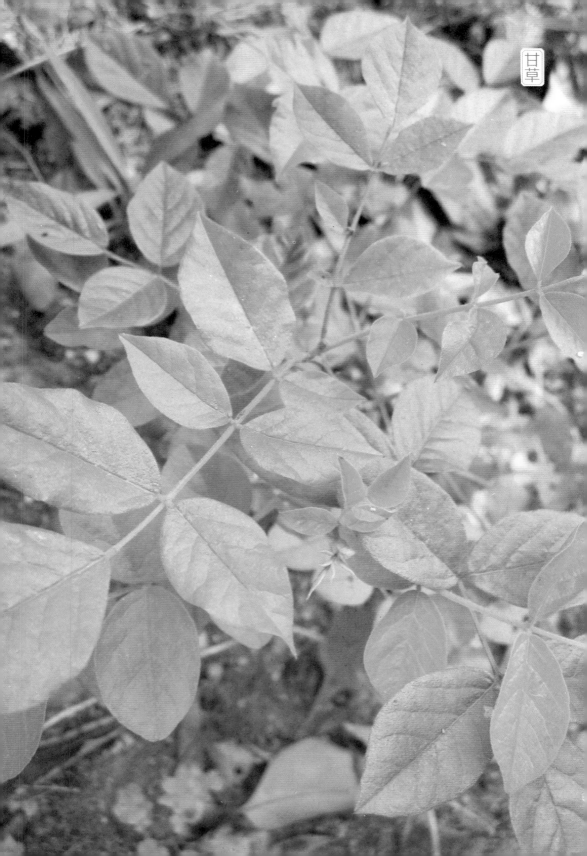
甘草

上七味，以水一斗，煮取六升，去滓，再煎取三升。温服一升，日三服。

桂枝人参汤

【歌括】

人参汤即理中汤，加桂后煎痞利尝。

桂草方中皆四两，同行三两术参姜。

【用量用法】

桂枝（四两，别切）　甘草（四两，炙）　白术（三两）　人参（三两）
干姜（三两）

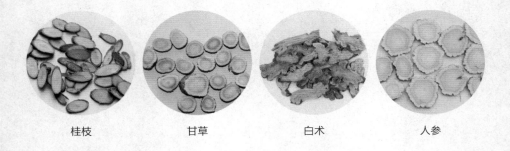

| 桂枝 | 甘草 | 白术 | 人参 |

上五味，以水九升，先煮四味，取五升，纳桂，更煮取三升，去滓，
温服一升，日再夜一服。

瓜蒂散

【歌括】

病在胸中气分乖，咽喉息碍痞难排。

平行瓜豆还调豉，寸脉微浮涌吐佳。

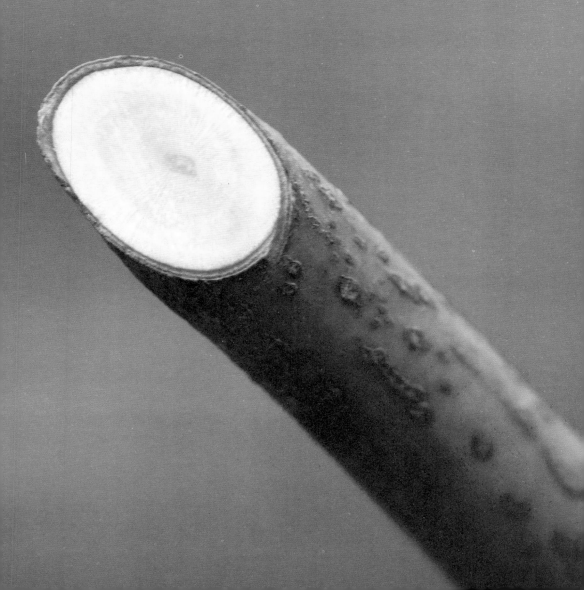

桂枝

【用量用法】

瓜蒂（一分，熬黄）　赤小豆（一分）

本方涌吐之力颇猛，且有毒，临床必须注意使用方法：①瓜蒂、赤小豆取等分，分别研为细末，混合均匀，每次取 1 ~ 2 克，用豆豉 10 克煎汤冲服。"上二味，各别捣筛，为散已，合治之，取一钱匕，以香豉一合，用热汤七合，煮作稀糜，去滓，取汁和散，温顿服之。"②从小量开始，据药后反应，调整剂量，中病即止，切勿过量。"不吐者，少少加，得快吐乃止。"

● 黄芩汤、黄芩加半夏生姜汤

【歌括】

枣枚十二守成箴，二两芍甘三两芩。

利用本方呕加味，姜三夏取半升䣛。

【用量用法】

黄芩汤方

黄芩（三两）　芍药（二两）　甘草（二两，炙）　大枣（十二枚，擘）

上四味，以水一斗，煮取三升，去滓，温服一升，日再夜一服。

黄芩加半夏生姜汤方

黄芩（三两）　芍药（二两）　甘草（二两，炙）　大枣（十二枚，擘）　半夏（半升，洗）　生姜（一两半，一方三两，切）

上六味，以水一斗，煮取三升，去滓。温服一升，日再夜一服。

• 黄连汤

【歌括】

腹疼呕吐藉枢能，二两参甘夏半升。

连桂干姜各三两，枣枚十二妙层层。

【用量用法】

黄连（三两）　甘草（二两，炙）　干姜（三两）　桂枝（三两，去皮）　人参（二两）　半夏（半升，洗）　大枣（十二枚，擘）

上七味，以水一斗，煮取六升，去滓，温服，昼三夜二。

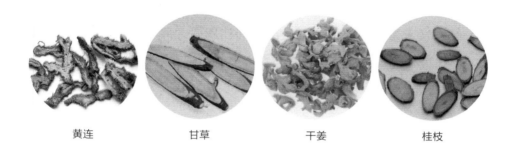

黄连　　　甘草　　　干姜　　　桂枝

• 桂枝附子汤

【歌括】

三姜二草附枚三，四桂同投是指南。

大枣方中十二粒，痛难转侧此方探。

【用量用法】

桂枝（四两，去皮）　附子（三枚，炮，去皮，破）　生姜（三两，切）　大枣（十二枚，擘）　甘草（二两，炙）

上五味，以水六升，煮取二升，去滓，分温三服。

· 桂枝附子去桂加白术汤

【歌括】

大便若硬小便通，脉涩虚浮湿胜风。

即用前方须去桂，术加四两有神功。

【用量用法】

附子（三枚，炮，去皮，破）　白术（四两）　生姜（三两，切）　甘草（二两，炙）　大枣（十二枚，擘）

上五味，以水六升，煮取二升，去滓，分温三服。初一服，其人身如痹，半日许复服之；三服都尽，其人如冒状，勿怪。此以附子、术并走皮内，逐水气未得除，故使之耳，法当加桂四两。此本一方二法：以大便硬，小便自利，去桂也；以大便不硬，小便不利，当加桂。附子三枚恐多也，虚弱家及产妇，宜减服之。

· 甘草附子汤

【歌括】

术附甘今二两平，桂枝四两亦须明。

方中主药推甘草，风湿同驱要缓行。

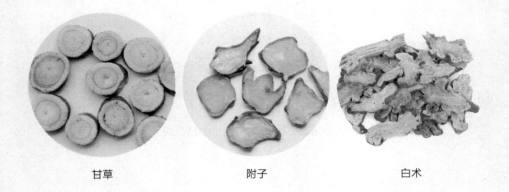

甘草　　　　　　　　附子　　　　　　　　白术

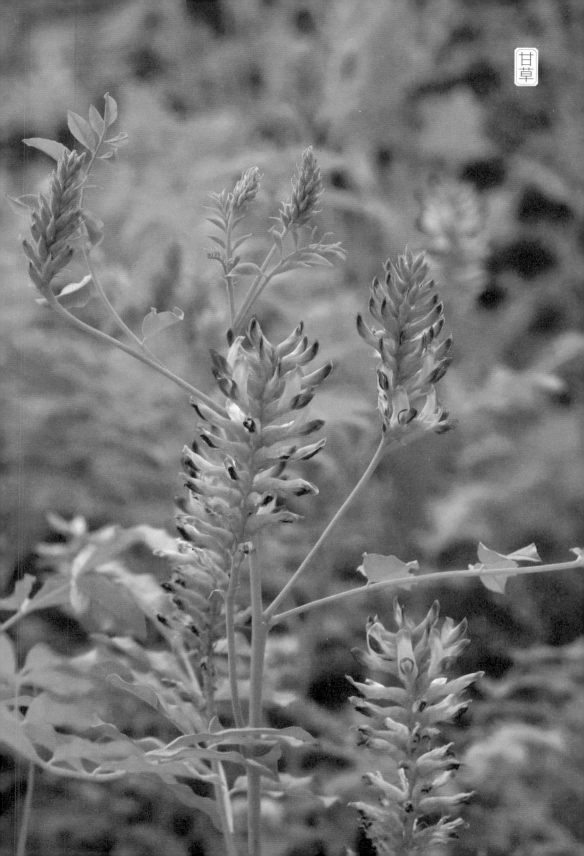
甘草

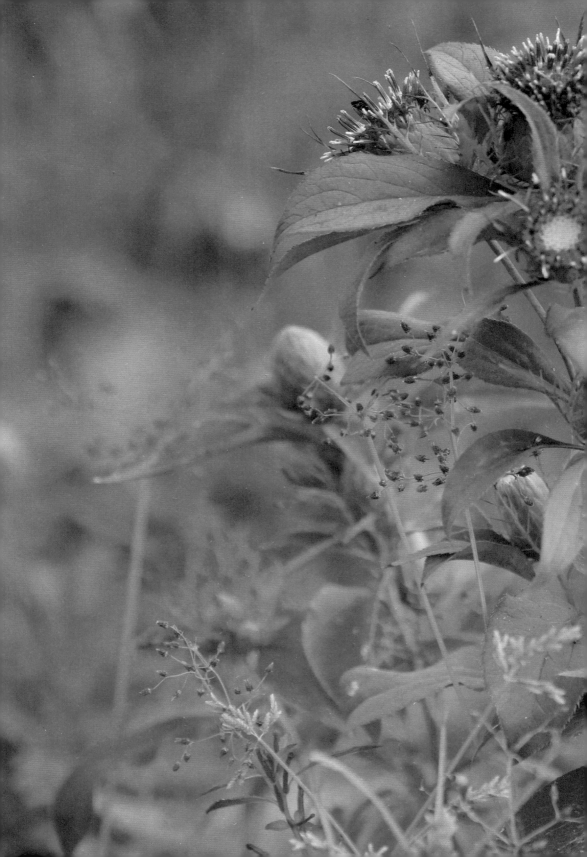

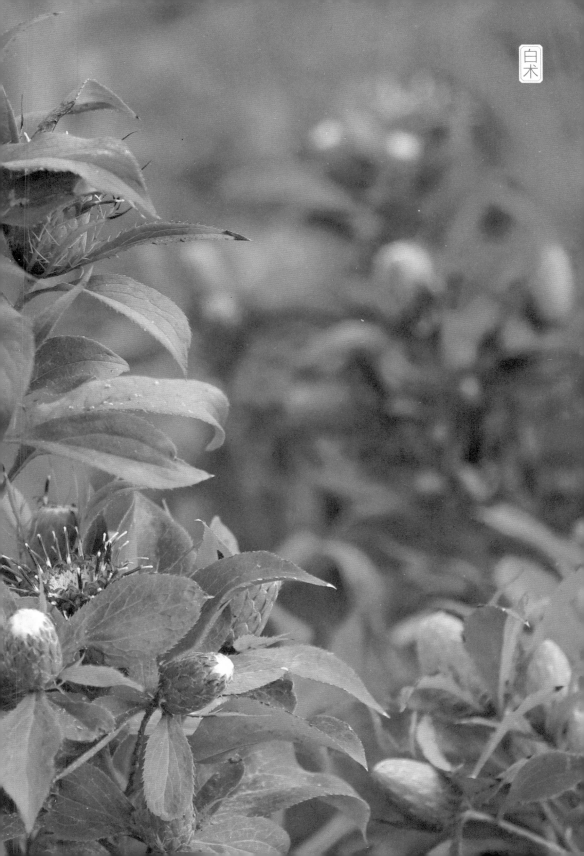

白术

甘草（二两，炙） 附子（二枚，炮，去皮，破） 白术（二两） 桂枝（四两，去皮）

上四味，以水六升，煮取三升，去滓，温服一升，日三服。初服得微汗则解，能食。汗止复烦者，将服五合；恐一升多者，宜服六七合为始。

• 白虎汤

【歌括】

阳明白虎辨非难，难在阳邪背恶寒。

知六膏斤甘二两，米加六合服之安。

【用量用法】

知母（六两） 石膏（一斤，碎） 甘草（二两，炙） 粳米（六合）

上四味，以水一斗，煮米熟汤成，去滓。温服一升，日三服。

• 炙甘草汤

【歌括】

结代脉须四两甘，枣枚三十桂姜三。

半升麻麦一斤地，二两参胶酒水涵。

【用量用法】

甘草（四两，炙） 生姜（三两，切） 人参（二两） 生地黄（一斤）
桂枝（三两，去皮） 阿胶（二两） 麦门冬（半升，去心） 麻仁（半升） 大枣（三十枚，擘）

上九味，以清酒七升，水八升，先煮八味，取三升，去滓，纳胶烊消尽，温服一升，日三服。一名复脉汤。

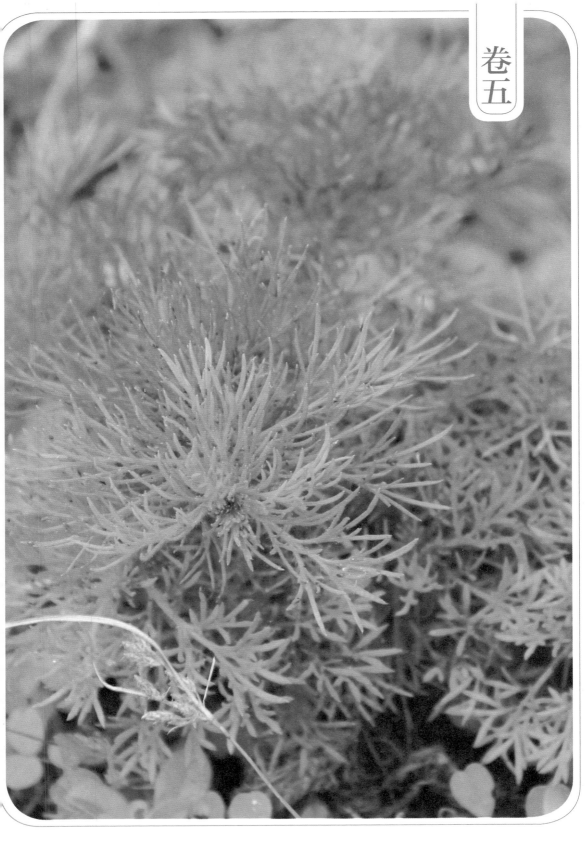

• 大承气汤

【歌括】

大黄四两朴半斤，枳五硝三急下云。

朴枳先熬黄后入，去渣硝入火微熏。

【用量用法】

大黄（四两，酒洗）　厚朴（半斤，炙，去皮）　枳实（五枚，炙）
芒硝（三合）

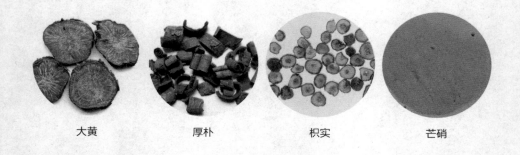

大黄　　　　　　厚朴　　　　　　枳实　　　　　　芒硝

上四味，以水一斗，先煮二物，取五升，去滓，纳大黄，更煮取二
升，去滓，纳芒硝，更上微火一两沸，分温再服。得下，余勿服。

• 小承气汤

【歌括】

朴二枳三四两黄，小承微结好商量。

长沙下法分轻重，妙在同煎切勿忘。

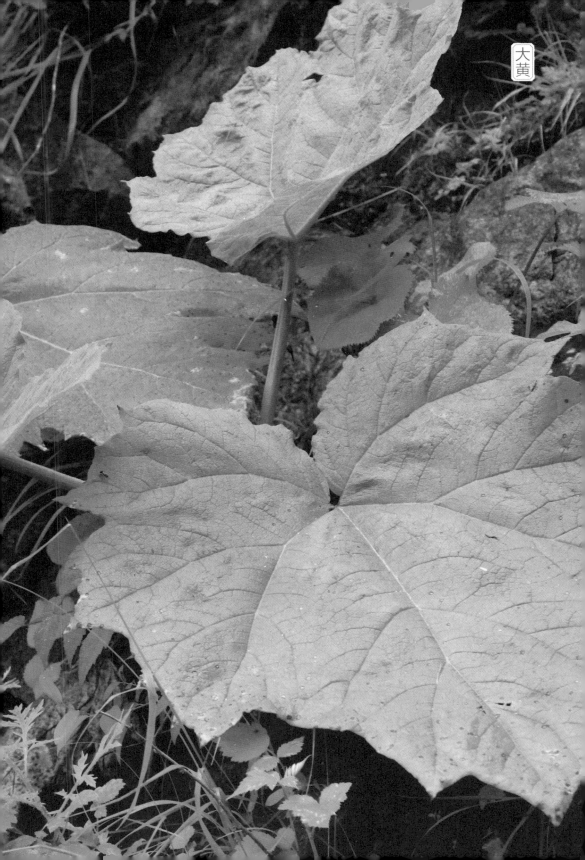

大黄（四两，酒洗）　厚朴（二两，炙，去皮）　枳实（三枚，大者，炙）

上三味，以水四升，煮取一升二合，去滓，分温二服。初服汤当更衣，不尔者尽饮之。若更衣者，勿服之。

• 猪苓汤

【歌括】

泽胶猪茯滑相连，咳呕心烦渴不眠。

煮好去渣胶后入，育阴利水法兼全。

【用量用法】

猪苓（去皮）　茯苓　泽泻　阿胶　滑石（碎）各一两

上五味，以水四升，先煮四味，取二升，去滓，纳阿胶烊消，温服七合，日三服。

• 蜜煎导方、猪胆法方

【歌括】

蜜煎熟后样如饴，温纳肛门法本奇。

更有醋调胆汁灌，外通二法审谁宜。

【用量用法】

食蜜（七合）

上一味，于铜器内，微火煎，当须凝如饴状，搅之勿令焦着，欲可丸，并手捻作挺，令头锐，大如指，长二寸许，当热时急作，冷则硬。以纳谷道中，以手急抱，欲大便时乃去之。

又大猪胆一枚，泻汁，和醋少许，以灌谷道内，如一食顷，当大便出宿食恶物，甚效。

• 茵陈蒿汤

【歌括】

二两大黄十四栀，茵陈六两早煎宜。

身黄尿短腹微满，解自前阴法最奇。

【用量用法】

茵陈蒿（六两）　栀子（十四枚，擘）　大黄（二两，去皮）

上三味，以水一斗二升，先煮茵陈减六升，纳二味，煮取三升，去滓，分三服。小便当利，尿如皂荚汁状，色正赤，一宿腹减，黄从小便去也。

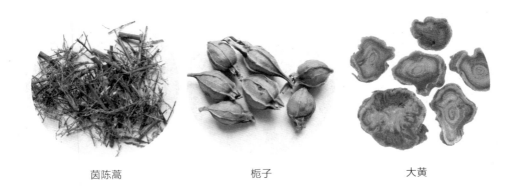

茵陈蒿　　　　　　　　　栀子　　　　　　　　　大黄

• 麻仁丸

【歌括】

一升杏子二升麻，枳芍半斤效可夸。

黄朴一斤丸饮下，缓通脾约是专家。

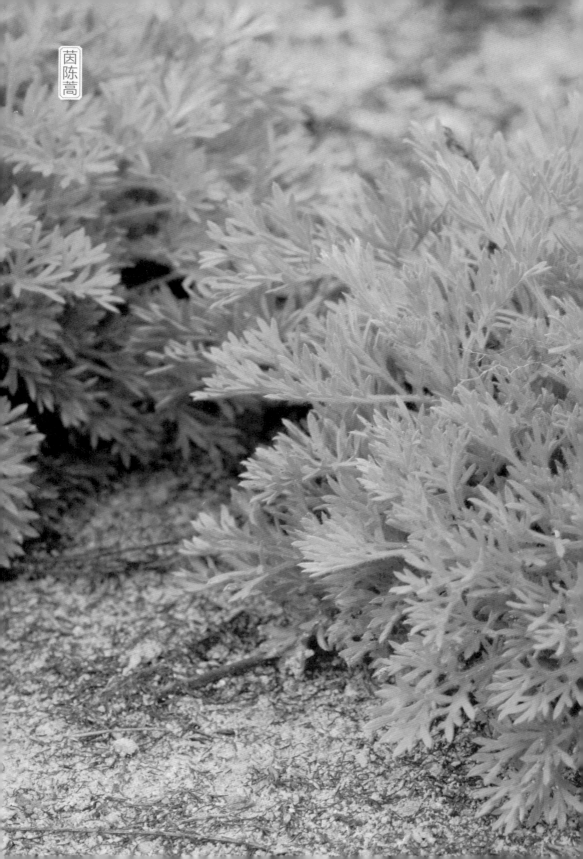

茵陈蒿

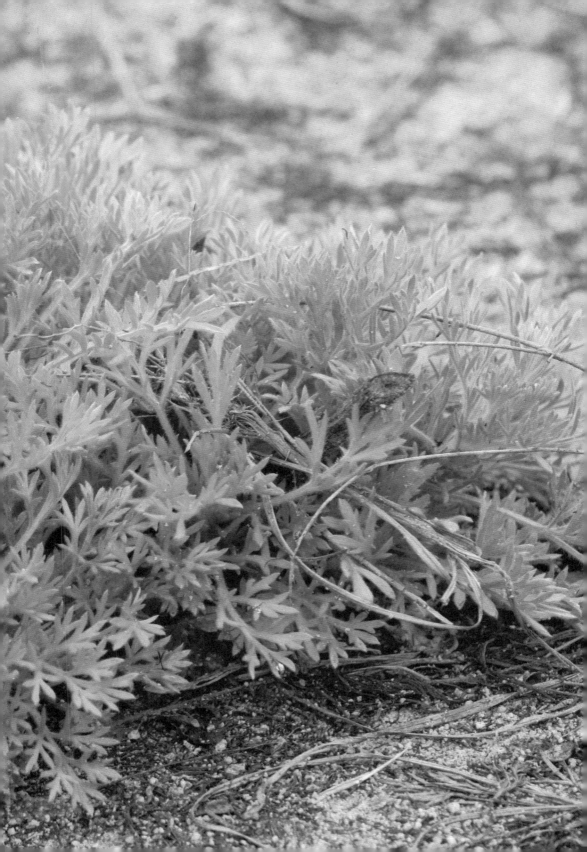

麻子仁（二升） 芍药（半斤） 枳实（半斤，炙） 大黄（一斤，去皮） 厚朴（一尺，炙，去皮） 杏仁（一升，去皮、尖，熬，别作脂）

上六味，蜜和丸如梧桐子大，饮服十丸，日三服。渐加，以知为度。

• 栀子柏皮汤

【歌括】

里郁业经向外驱，身黄发热四言规。

草须一两二黄柏，十五枚栀不去皮。

【用量用法】

肥栀子（十五个，擘） 甘草（一两，炙） 黄柏（二两）

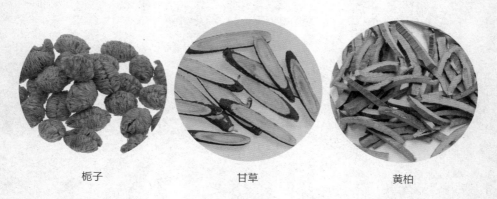

栀子　　　　　　　　　甘草　　　　　　　　　黄柏

上三味，以水四升，煮取一升半，去滓，分温再服。

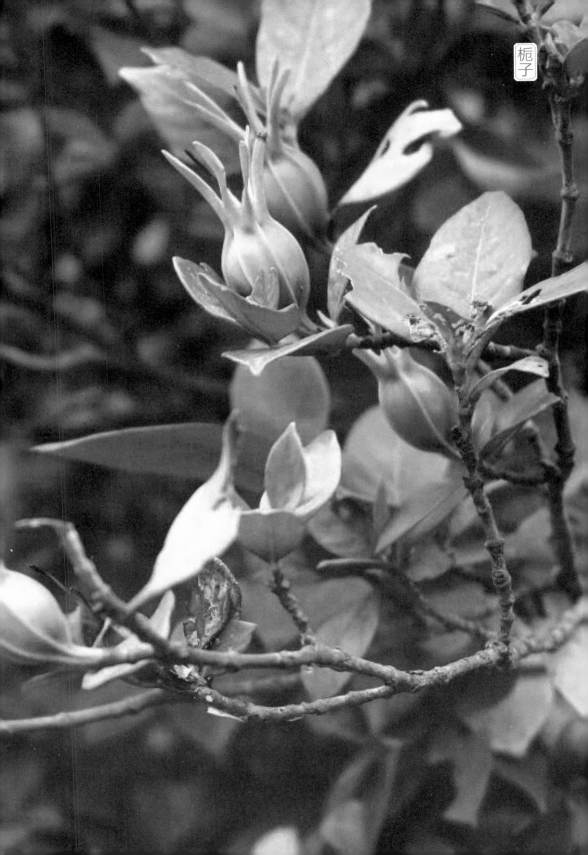
栀子

· 麻黄连轺赤小豆汤

【歌括】

黄病姜轺二两麻，一升赤豆梓皮夸。

枣须十二能通窍，四十杏仁二草嘉。

【用量用法】

麻黄（二两，去节）　连轺（二两，连翘根是也）　杏仁（四十个，去皮、尖）　赤小豆（一升）　大枣（十二枚，擘）　生梓白皮（一升，切）　生姜（二两，切）　甘草（二两，炙）

上八味，以潦水一斗，先煮麻黄再沸，去上沫，纳诸药，煮取三升，去滓，分温三服，半日服尽。

少阳方

· 小柴胡汤方

（本论无方。此方列于太阳篇中。今补其方名。）

太阴方

· 桂枝加芍药汤、桂枝加大黄汤

【歌括】

桂枝倍芍转输脾，泄满升邪止痛宜。

大实痛因反下误，黄加二两下无疑。

【用量用法】

桂枝加芍药汤方

桂枝（三两，去皮） 芍药（六两） 甘草（二两，炙） 大枣（十二枚，擘） 生姜（三两，切）

上五味，以水七升，煮取三升，去滓，温分三服。《本》云：桂枝汤，今加芍药。

桂枝加大黄汤方

桂枝（三两，去皮） 大黄（二两） 芍药（六两） 生姜（三两，切） 甘草（二两，炙） 大枣（十二枚，擘）

上六味，以水七升，煮取三升，去滓，温服一升，日三服。

• 麻黄附子细辛汤

【歌括】

麻黄二两细辛同，附子一枚力最雄。

始得少阴反发热，脉沉的证奏奇功。

【用量用法】

麻黄（二两，去节） 细辛（二两） 附子（一枚，炮，去皮，破八片）

上三味，以水一斗，先煮麻黄，减二升，去上沫，纳诸药，煮取三升，去滓，温服一升，日三服。

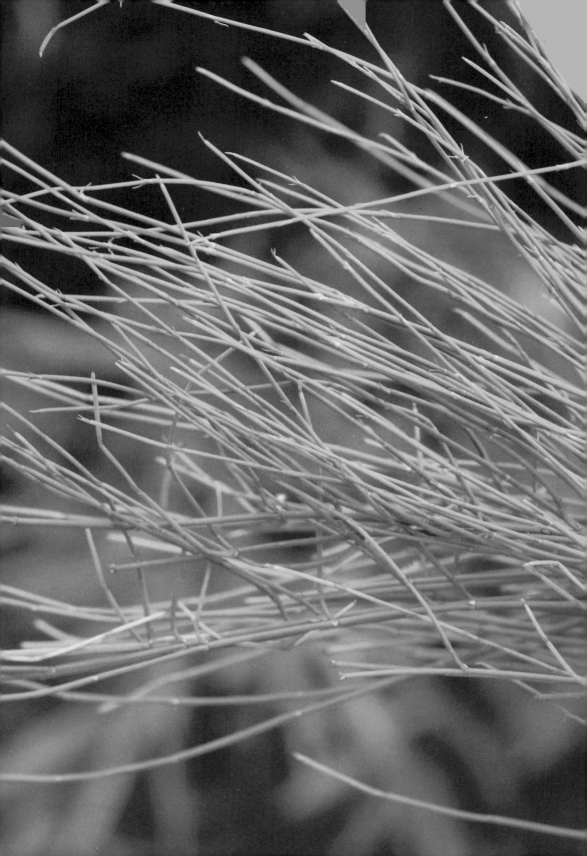

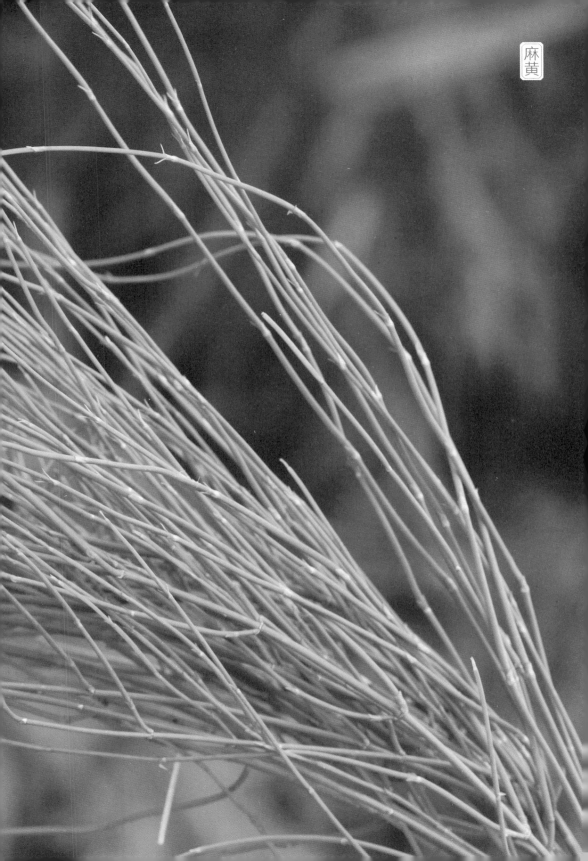

麻黄

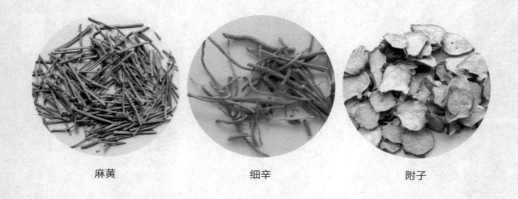

麻黄　　　　　　　　细辛　　　　　　　　附子

· 麻黄附子甘草汤

【歌括】

甘草麻黄二两佳，一枚附子固根荄。

少阴得病二三日，里证全无汗岂乖。

【用量用法】

麻黄（二两，去节）　甘草（二两，炙）　附子（一枚，炮，去皮，破八片）

上三味，以水七升，先煮麻黄一两沸，去上沫，纳诸药，煮取三升，去滓，温服一升，日三服。

· 黄连阿胶汤

【歌括】

四两黄连三两胶，二枚鸡子取黄敲。

一芩二芍心烦治，更治难眠睫不交。

【用量用法】

黄连（四两）　黄芩（一两）　芍药（二两）　鸡子黄（二枚）　阿

胶（三两，一云三挺）。

上五味，以水六升，先煮三物，取二升，去滓，纳胶烊尽，小冷，纳鸡子黄，搅令相得，温服七合，日三服。

· 附子汤

【歌括】

生附二枚附子汤，术宜四两主斯方。

芍苓三两人参二，背冷脉沉身痛详。

【用量用法】

附子（二枚，炮，去皮，破八片）　茯苓（三两）　人参（二两）　白术（四两）　芍药（三两）

上五味，以水八升，煮取三升，去滓，温服一升，日三服。

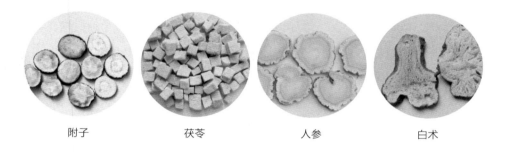

附子　　　　茯苓　　　　人参　　　　白术

· 桃花汤

【歌括】

一升粳米一斤脂，脂半磨研法亦奇。

一两干姜同煮服，少阴脓血是良规。

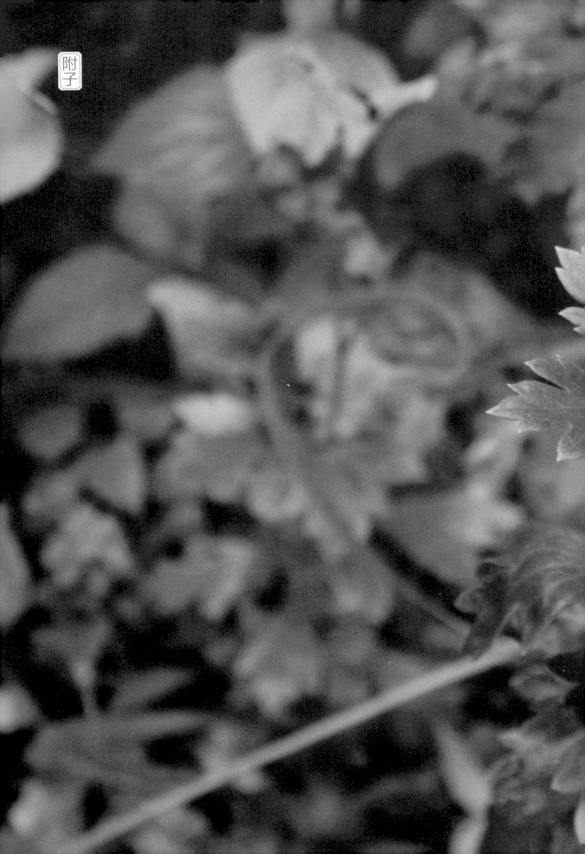

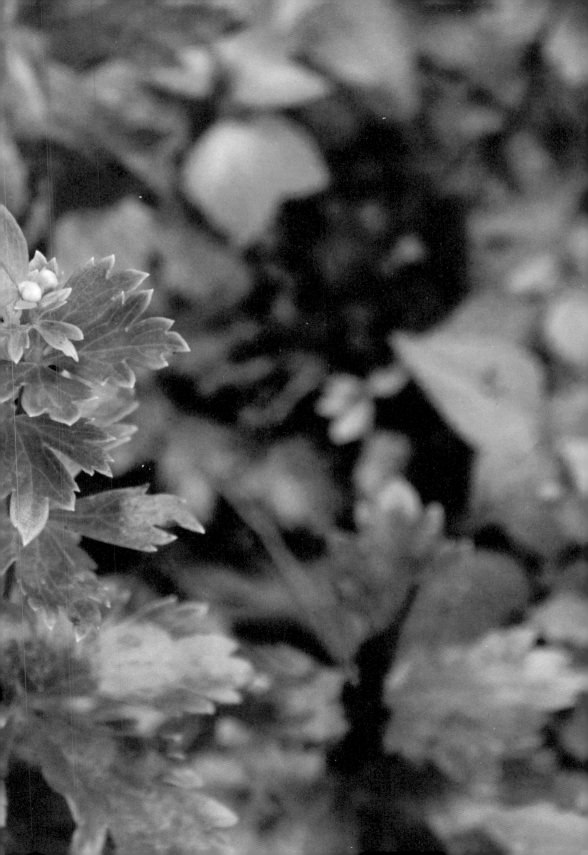

【用量用法】

赤石脂（一斤，一半全用，一半筛末）　干姜（一两）　粳米（一升）

上三味，以水七升，煮米令熟，去滓，温服七合，纳赤石脂末方寸匕，日三服。若一服愈，余勿服。

·吴茱萸汤

【歌括】

升许吴萸三两参，生姜六两救寒侵。

枣投十二中宫主，吐利头疼烦躁寻。

【用量用法】

吴茱萸（一升，洗）　人参（三两）　生姜（六两，切）　大枣（十二枚，擘）

上四味，以水七升，煮取二升，去滓，温服七合，日三服。

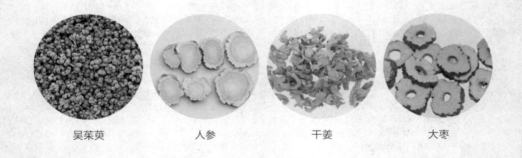

吴茱萸　　　　　人参　　　　　干姜　　　　　大枣

·猪肤汤

【歌括】

斤许猪肤斗水煎，水煎减半滓须捐。

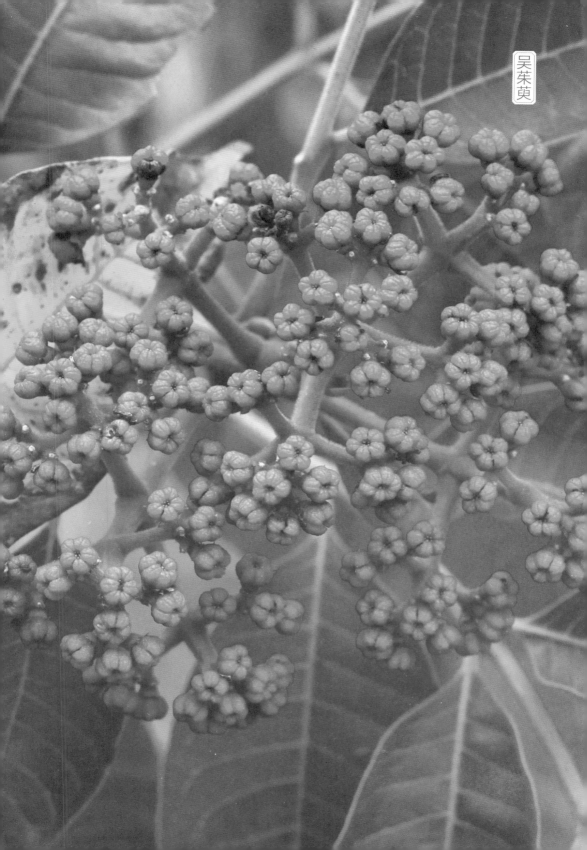
吴茱萸

再投粉蜜熬香服，烦利咽痛胸满全。

【用量用法】

猪肤一斤

上一味，以水一斗，煮取五升，去滓，加白蜜一升、白粉五合，熬香，和令相得，温分六服。

· 甘草汤

【歌括】

甘草名汤咽痛求，方教二两不多收。

后人只认中焦药，谁识少阴主治优。

【用量用法】

甘草（二两）

上一味，以水三升，煮取一升半，去滓，温服七合，日二服。

· 桔梗汤

【歌括】

甘草汤投痛未瘥，桔加一两莫轻过。

奇而不效须知偶，好把经文仔细哦。

【用量用法】

桔梗（一两）　甘草（二两）

上二味，以水三升，煮取一升，去滓，温分再服。

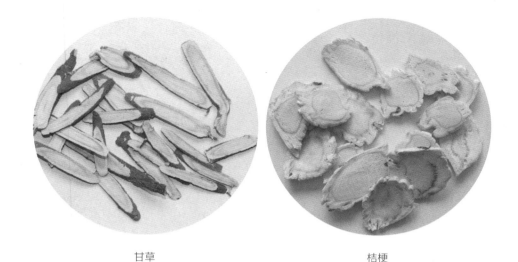

甘草   桔梗

• 苦酒汤

【歌括】

生夏一枚十四开，鸡清苦酒搅几回。

刀环捧壳煎三沸，咽痛频吞绝妙哉。

【用量用法】

半夏（十四枚，洗，破如枣核）　鸡子（一枚，去黄，纳上苦酒，着
鸡子壳中）

上二味，纳半夏着苦酒中，以鸡子壳置刀环中，安火上，令三沸，去
滓，少少含咽之。不瘥，更作三剂。

• 半夏散及汤

【歌括】

半夏桂甘等分施，散须寸匕饮调宜。

若煎少与当微冷，咽痛求枢法亦奇。

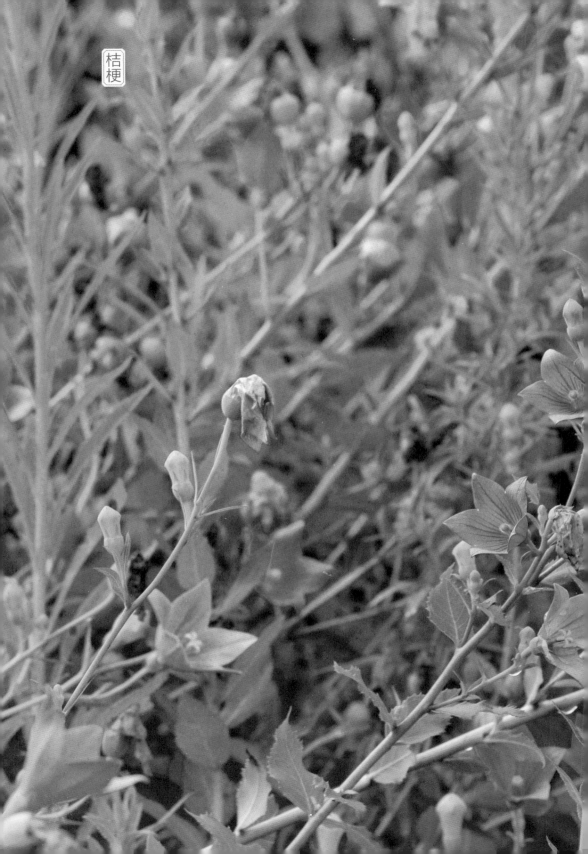
桔梗

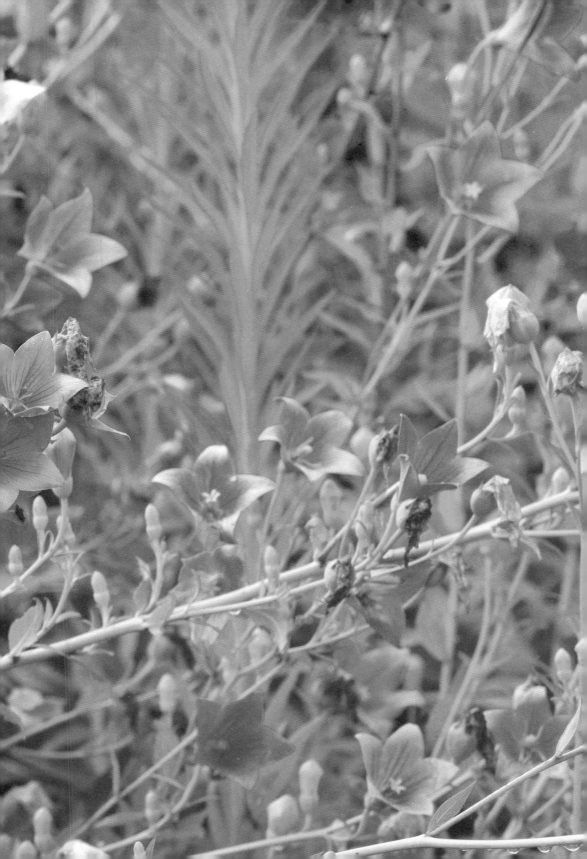

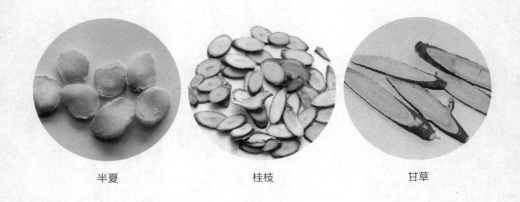

半夏　　　　　　　　桂枝　　　　　　　　甘草

【用量用法】

半夏（洗）　桂枝（去皮）　甘草（炙）

上三味，等分。各别捣筛已，合治之，白饮和服方寸匕，日三服。若不能散服者，以水一升，煎七沸，纳散两方寸匕，更煮三沸，下火令小冷，少少咽之。半夏有毒，不当散服。

· 白通汤、白通加猪胆汁汤

【歌括】

葱白四茎一两姜，全枚生附白通汤。

脉微下利肢兼厥，干呕心烦胆尿裹。

【用量用法】

白通汤方

葱白（四茎）　干姜（一两）　附子（一枚，生，去皮，破八片）

上三味，以水三升，煮取一升，去滓，分温再服。

白通加猪胆汁汤方

葱白（四茎）　干姜（一两）　附子（一枚，生，去皮，破八片）　人

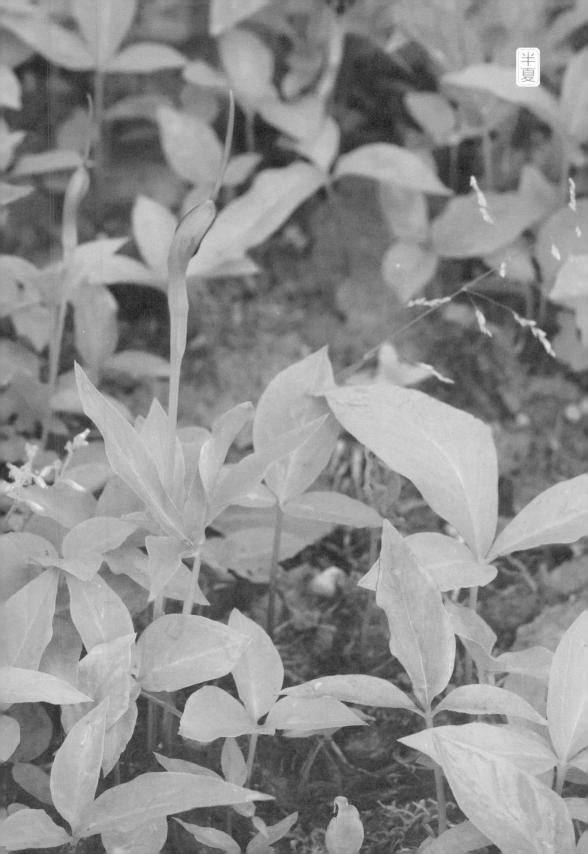

半夏

尿（五合）　猪胆汁（一合）

上五味，以水三升，煮取一升，去滓，纳胆汁、人尿，和令相得，分温再服。若无胆，亦可用。

· 通脉四逆汤

【歌括】

一枚生附草姜三，招纳亡阳此指南。

外热里寒面赤厥，脉微通脉法中探。

【加减歌括】

面赤加葱茎用九，腹痛去葱真好手；

葱去换芍二两加，呕者生姜二两偶；

咽痛去芍桔须加，桔梗一两循经走；

脉若不出二两参，桔梗丢开莫掣肘。

【用量用法】

甘草（三两，炙）　附子（大者一枚，生用，去皮，破八片）　干姜（三两，强人可四两）

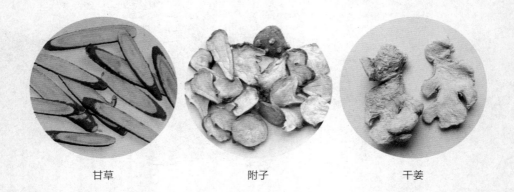

甘草　　　　　　　　　附子　　　　　　　　　干姜

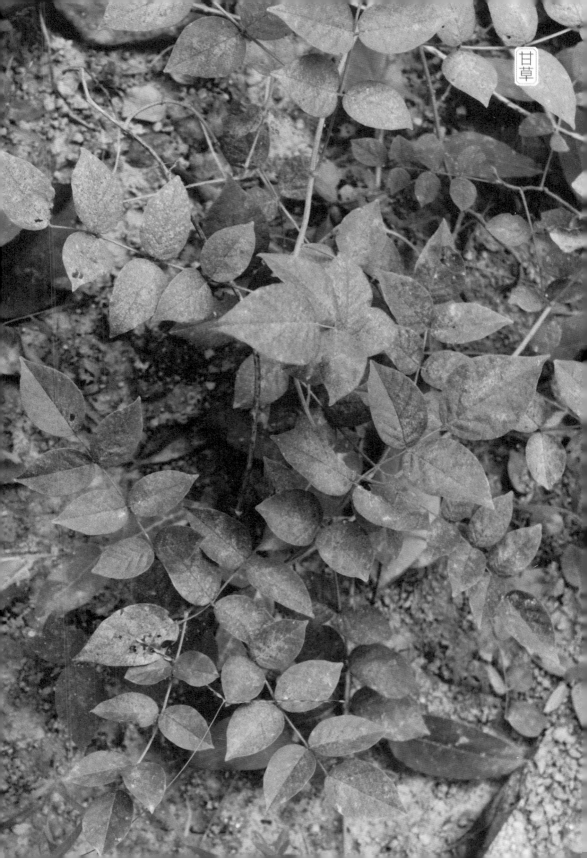
甘草

上三味，以水三升，煮取一升二合，去滓，分温再服。其脉即出者愈。面色赤者，加葱九茎；腹中痛者，去葱，加芍药二两；呕者，加生姜二两；咽痛者，去芍药，加桔梗一两；利止脉不出者，去桔梗，加人参二两。病皆与方相应者，乃服之。

· 四逆散

【歌括】

枳甘柴芍数相均，热厥能回察所因。

白饮和匀方寸匕，阴阳顺接用斯神。

【加减歌括】

咳加五味与干姜，五分平行为正路；

下利之病照此加，辛温酸收两相顾；

悸者桂枝五分加，补养心虚为独步；

小便不利加茯苓，五分此法为法度；

腹中痛者里气寒，炮附一枚加勿误；

泄利下重阳郁求，薤白三升水煮具；

水用五升取三升，去薤纳散寸匕数；

再煮一升有半成，分温两服法可悟。

【用量用法】

甘草（炙）　枳实（破，水渍，炙干）　柴胡　芍药

上四味，各十分，捣筛，白饮和服方寸匕，日三服。咳者，加五味子、干姜各五分，并主下利；悸者，加桂枝五分；小便不利者，加茯苓五分；腹中痛者，加附子一枚，炮令坼；泄利下重者，先以水五升，煮薤白三升，煮取三升，去滓，以散三方寸匕纳汤中，煮取一升半，分温再服。

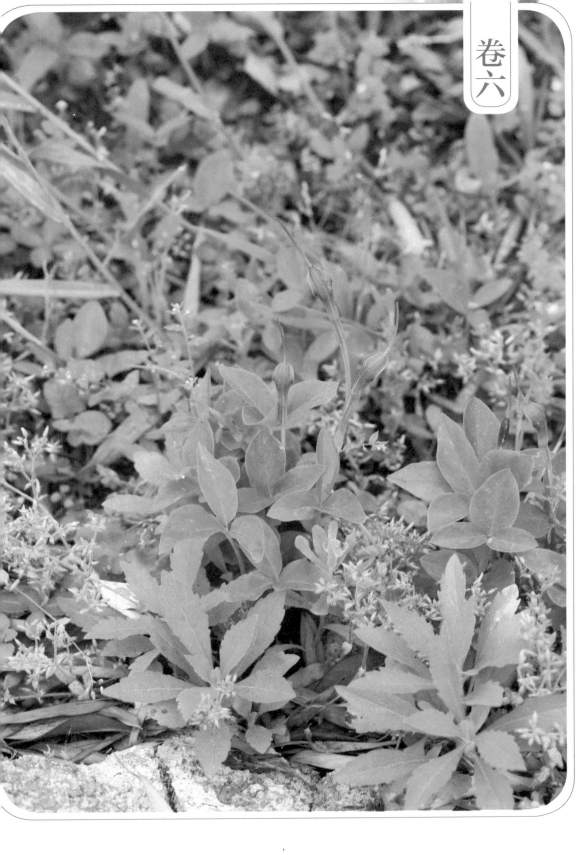

· 乌梅丸

【歌括】

六两柏参桂附辛，黄连十六厥阴遵。

归椒四两梅三百，十两干姜记要真。

【用量用法】

乌梅（三百枚）　细辛（六两）　干姜（十两）　黄连（十六两）　附子（六两，炮，去皮）　当归（四两）　黄柏（六两）　桂枝（六两，去皮）　人参（六两）蜀椒（四两，出汗）

上十味，异捣筛，合治之。以苦酒渍乌梅一宿，去核，蒸之五斗米下，饭熟捣成泥，和药令相得，纳臼中，与蜜，杵二千下，丸如梧桐子大。先食饮服十丸，日三服，稍加至二十丸。禁生冷、滑物、臭食等。

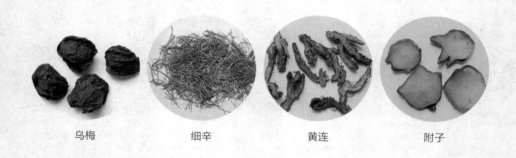

| 乌梅 | 细辛 | 黄连 | 附子 |

· 当归四逆汤、当归四逆加吴茱萸生姜汤

【歌括】

三两辛归桂芍行，枣须廿五脉重生。

甘通二两能回厥，寒入吴萸姜酒烹。

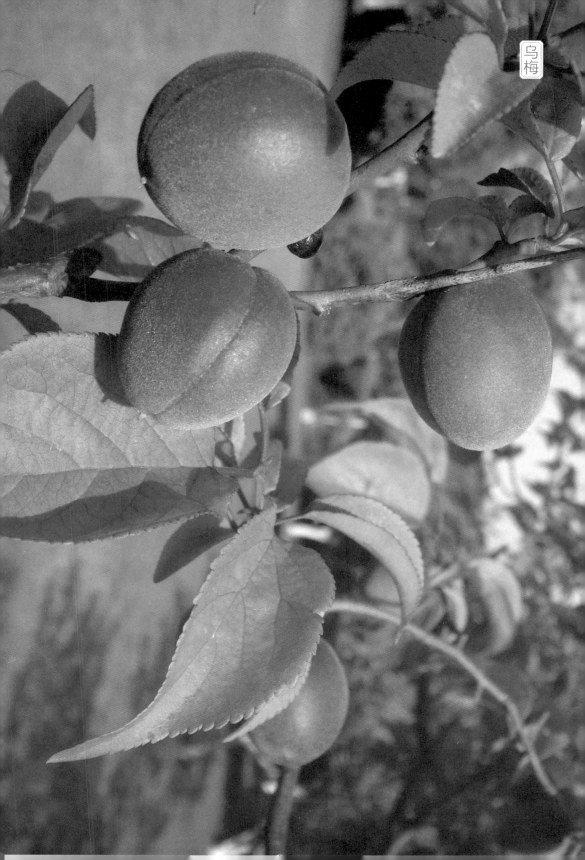
乌梅

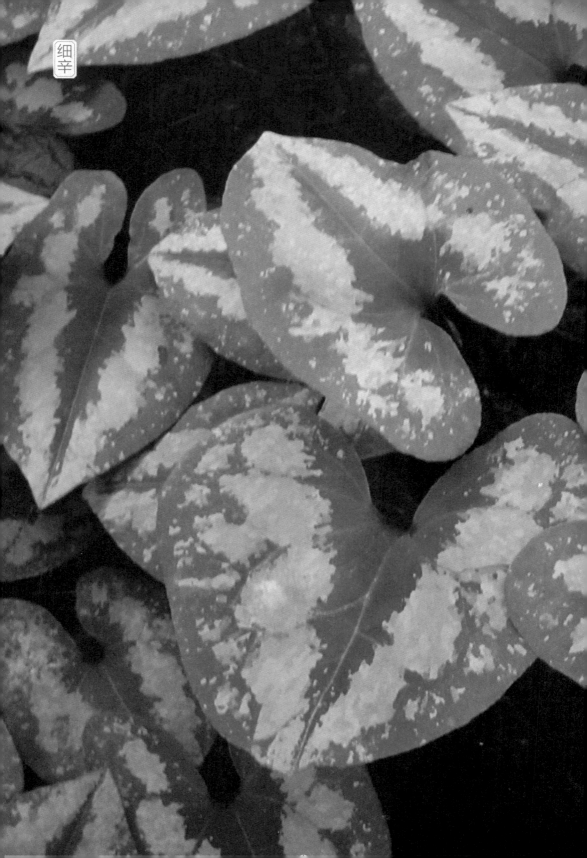
细辛

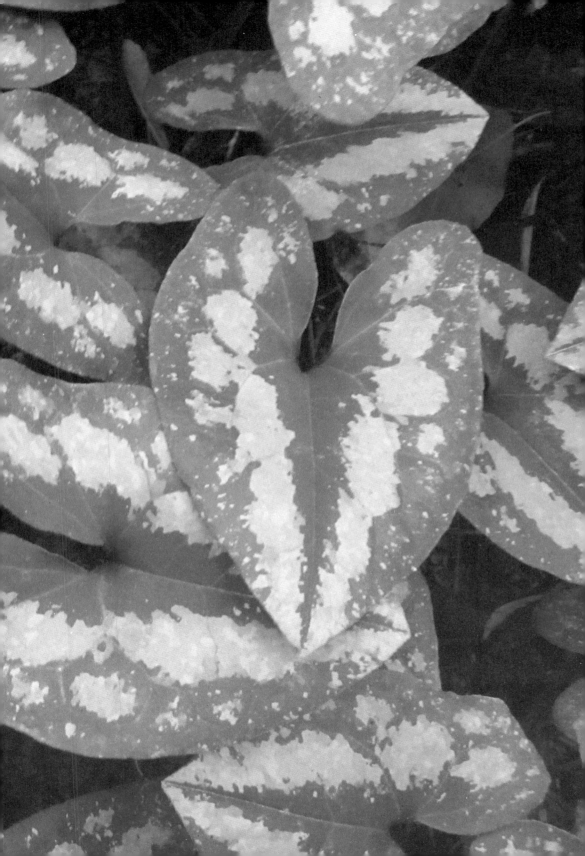

【用量用法】

当归四逆汤方

当归（三两）　桂枝（三两，去皮）　芍药（三两）　细辛（三两）　甘草（二两，炙）　通草（二两）　大枣（二十五枚，擘，一法十二枚）

上七味，以水八升，煮取三升，去滓，温服一升，日三服。

当归四逆加吴茱萸生姜汤方

当归（三两）　芍药（三两）　甘草（二两，炙）　通草（二两）　桂枝（三两，去皮）　细辛（三两）　生姜（半斤，切）　吴茱萸（二升）　大枣（二十五枚，擘）

上九味，以水六升，清酒六升和，煮取五升，去滓。温分五服。（一方，水、酒各四升）。

• 麻黄升麻汤

【歌括】

两半麻升一两归，六铢苓术芍冬依。

膏姜桂草同分两，十八铢兮芩母葳。

【用量用法】

麻黄（二两半，去节）　升麻（一两一分）　当归（一两一分）　知母（十八铢）　黄芩（十八铢）　葳蕤（十八铢，一作菖蒲）　芍药（六铢）　天门冬（六铢，去心）　桂枝（六铢，去皮）　茯苓（六铢）　甘草（六铢，炙）　石膏（六铢，碎，绵裹）　白术（六铢）　干姜（六铢）

上十四味，以水一斗，先煮麻黄一两沸，去上沫，纳诸药，煮取三升，去滓。分温三服，相去如炊三斗米顷，令尽，汗出愈。

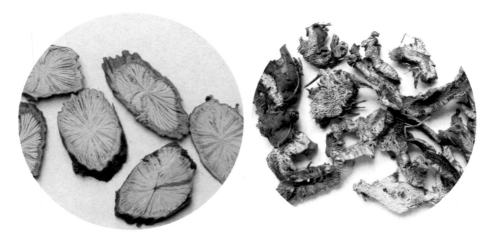

麻黄　　　　　　　　　　　　　升麻

• 干姜黄连黄芩人参汤

【歌括】

芩连苦降藉姜开，济以人参绝妙哉。

四物平行各三两，诸凡拒格此方该。

【用量用法】

干姜　黄芩　黄连　人参（各三两）

上四味，以水六升，煮取二升，去滓，分温再服。

• 白头翁汤

【歌括】

三两黄连柏与秦，白头二两妙通神。

病缘热利时思水，下重难通此药珍。

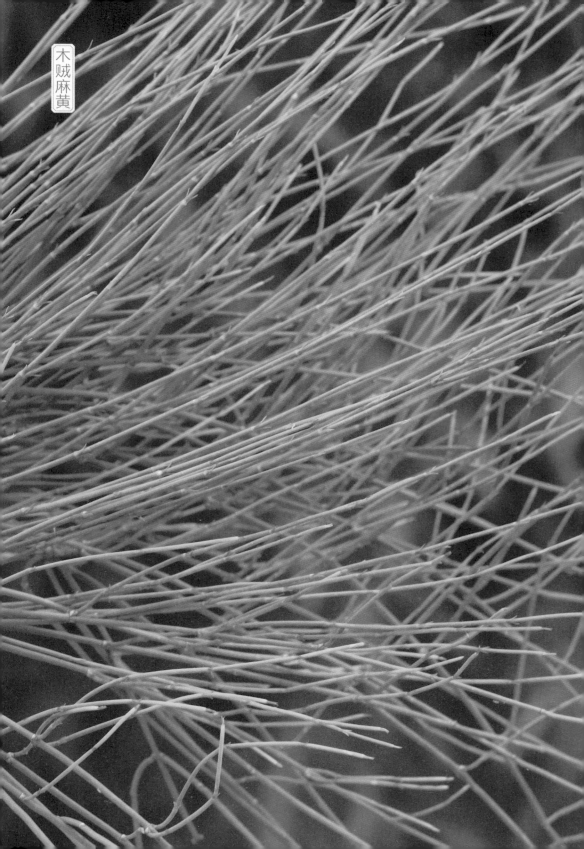
木贼麻黄

白头翁（二两）　　黄柏（三两）　　黄连（三两）　　秦皮（三两）

上四味，以水七升，煮取二升，去滓，温服一升。不愈，更服一升。

霍乱方

• 四逆加人参汤

【歌括】

四逆原方主救阳，加参一两救阴方。

利虽已止知亡血，须取中焦变化乡。

【用量用法】

甘草（二两，炙）　　附子（一枚，生，去皮，破八片）　　干姜（一两半）　　人参（一两）

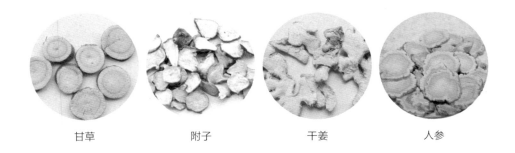

甘草　　　　　　　附子　　　　　　　干姜　　　　　　　人参

上四味，以水三升，煮取一升二合，去滓，分温再服。

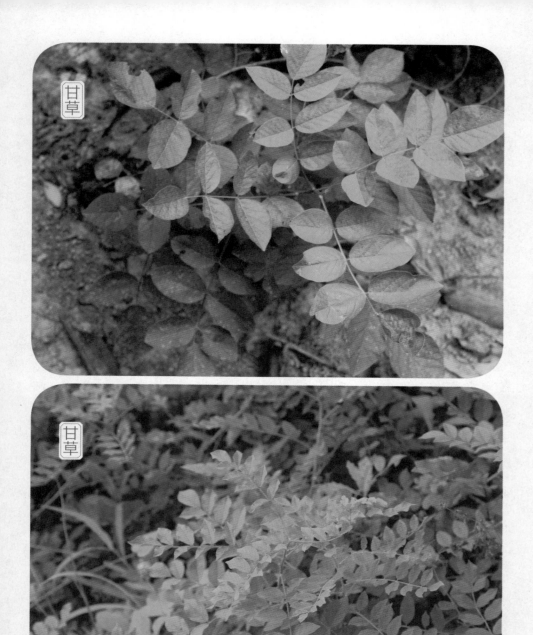

• 理中丸

【歌括】

吐利腹疼用理中，丸汤分两各三同。

术姜参草刚柔济，服后还余啜粥功。

【加减歌括】

脐上筑者白术忌，去术加桂四两治；

吐多白术亦须除，再加生姜三两试；

若还下多术仍留，输转之功君须记；

悸者心下水气凌，茯苓二两堪为使；

渴欲饮水术多加，共投四两五钱饵；

腹中痛者加人参，四两半分足前备；

寒者方内加干姜，其数亦与加参类；

腹满应将白术删，加附一枚无剩义；

服如食顷热粥尝，戒勿贪凉衣被实。

【用量用法】

人参　干姜　甘草（炙）　白术各三两

理中丸为一方二法，病情缓而需久服者用丸剂，病情急者用汤剂。制丸法：上四味，捣筛，蜜和为丸，如鸡子黄许大。

• 通脉四逆加猪胆汁汤

【歌括】

生附一枚三两姜，炙甘二两玉函方。

脉微内竭资真汁，猪胆还加四合襄。

【用量用法】

甘草（二两，炙）　干姜（三两，强人可四两）　附子（大者一枚，生，去皮，破八片）　猪胆汁（半合）

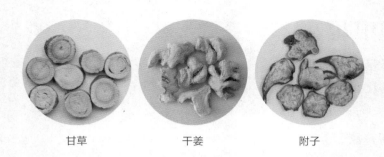

| 甘草 | 干姜 | 附子 |

上四味，以水三升，煮取一升二合，去滓，纳猪胆汁。分温再服，其脉即来。无猪胆，以羊胆代之。

阴阳易瘥后劳复方

• 烧裈散

【歌括】

近阴裆裤剪来烧，研末还须用水调。

同气相求疗二易，长沙无法不翘翘。

【用量用法】

妇人中裤，近隐处，取烧作灰。

上一味，水服方寸匕，日三服，小便即利，阴头微肿，此为愈矣。妇人病，取男子裤烧服。

• 枳实栀子豉汤

【歌括】

一升香豉枳三枚，十四山栀复病该。

浆水法煎微取汗，食停还藉大黄开。

【用量用法】

枳实（三枚，炙） 栀子（十四枚，擘） 豉（一升，绵裹）

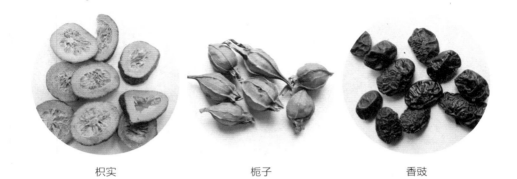

枳实　　　　　　　　栀子　　　　　　　　香豉

上三味，以清浆水七升，空煮取四升，纳枳实、栀子，煮取二升，下豉，更煮五六沸，去滓，温分再服，覆令微似汗。若有宿食者，纳大黄如博棋子大五六枚，服之愈。

• 牡蛎泽泻散

【歌括】

病瘥腰下水偏停，泽泻楼根蜀漆葶。

牡蛎商陆同海藻，捣称等分饮调灵。

【用量用法】

牡蛎（熬） 泽泻 蜀漆（暖水洗，去腥） 葶苈子（熬） 商陆根（熬） 海藻（洗，去咸） 瓜蒌根各等分

上七味，异捣，下筛为散，更于臼中治之。白饮和服方寸匕，日三服。小便利，止后服。

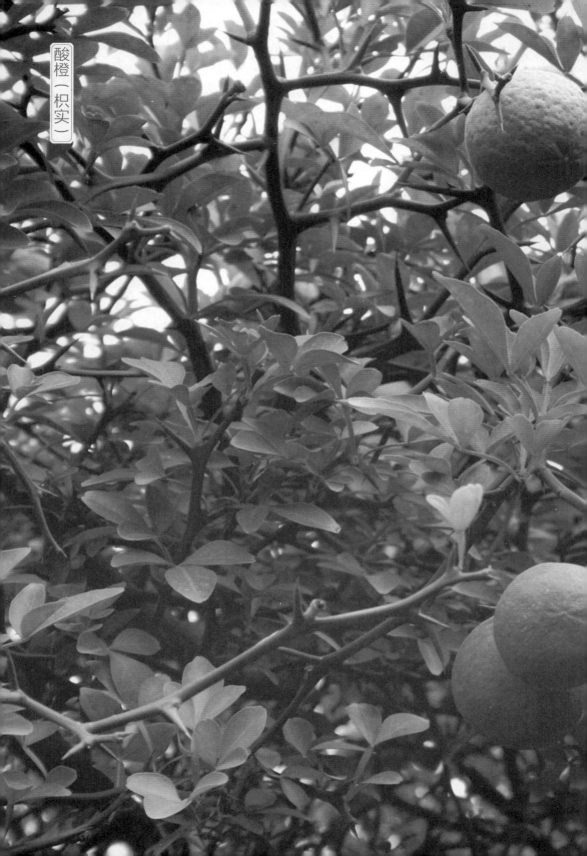

酸橙（枳实）

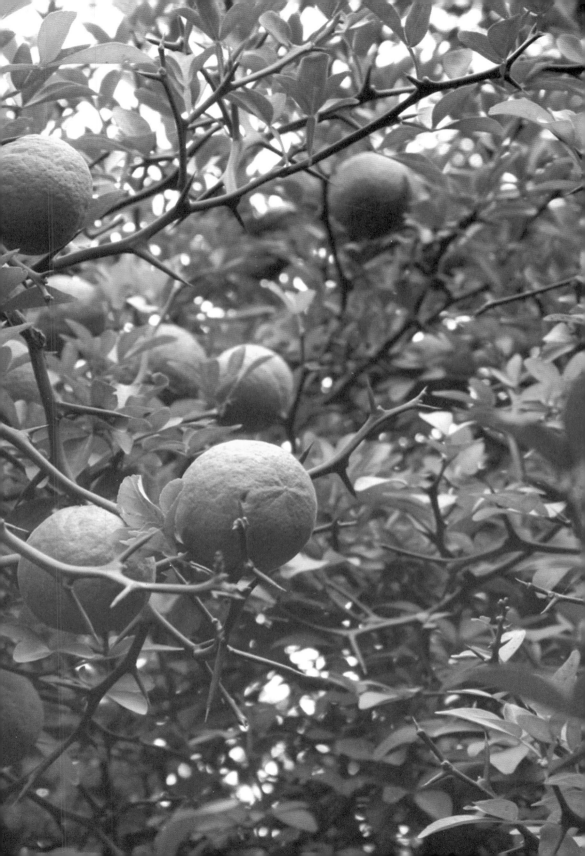

• 竹叶石膏汤

【歌括】

三参二草一斤膏，病后虚羸呕逆叨。

粳夏半升叶二把，麦门还配一升熬。

【用量用法】

竹叶（二把）　石膏（一斤）　半夏（半升，洗）　麦门冬（一升，去心）　人参（三两）　甘草（二两，炙）　粳米（半升）

上七味，以水一斗，煮取六升，去滓，纳粳米，煮米熟，汤成去米。温服一升，日三服。

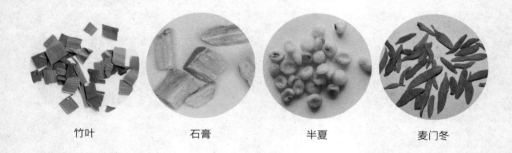

竹叶　　　　石膏　　　　半夏　　　　麦门冬

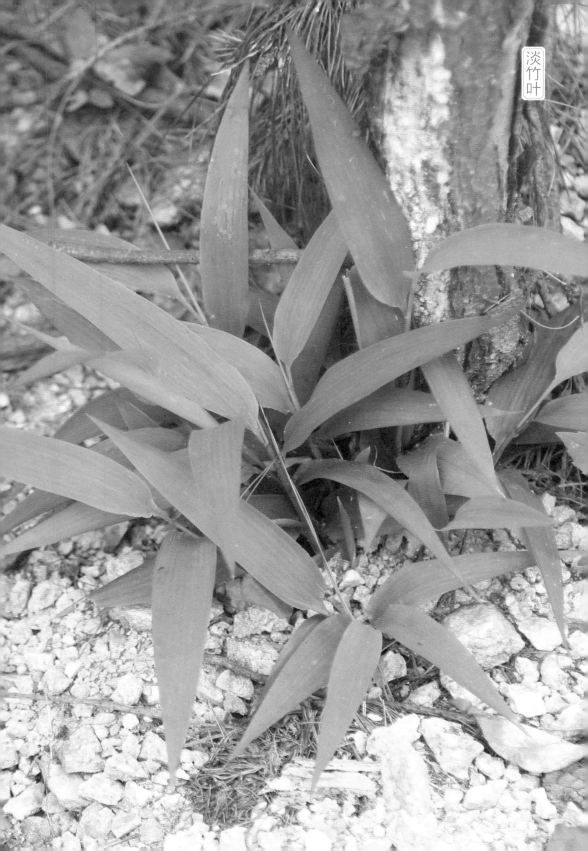

淡竹叶